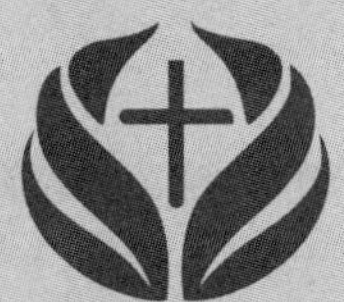

全国高职高专医药院校护理专业
"十三五"规划教材(临床案例版)
供护理、助产、涉外护理等专业使用
丛书顾问 文历阳 沈彬

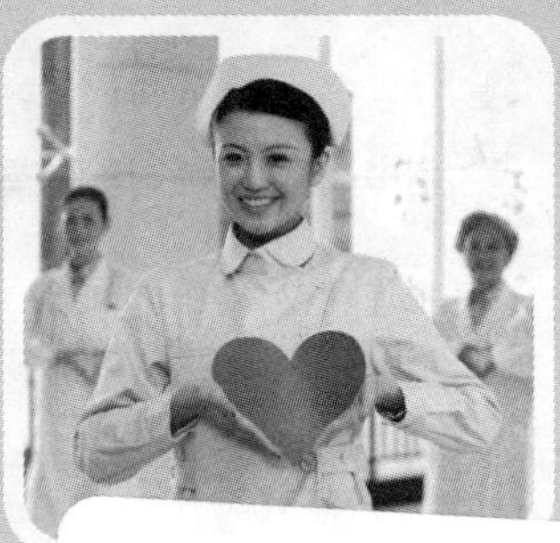

护理礼仪

(临床案例版)

主 编 韩文萍 罗劲梅
副主编 赵惠玲 李爱夏 陈 涓 杨 茜
编 者 (以姓氏笔画为序)
王 娟 山西医科大学汾阳学院
文 华 泸州医学院
李爱夏 宁波卫生职业技术学院
杨 茜 泸州医学院
张亚林 黄河科技学院
陈 涓 泰州职业技术学院
罗劲梅 四川卫生康复职业学院
孟 亚 黄河科技学院
赵惠玲 黄河科技学院
韩文萍 山西医科大学汾阳学院

華中科技大學出版社
http://www.hustp.com
中国 · 武汉

内 容 简 介

本书是全国高职高专医药院校护理专业“十三五”规划教材(临床案例版)。

本书内容包括绪论、护士仪容礼仪、护士服饰礼仪、护士仪态礼仪、护士言谈礼仪、交往礼仪、护理工作礼仪、护理学生临床实习礼仪、求职礼仪、宗教文化及涉外礼仪,共十章。

本书可供全国高职高专医药院校护理、助产等专业及相关专业学生使用,也可供相关人员学习参考。

图书在版编目(CIP)数据

护理礼仪:临床案例版/韩文萍,罗劲梅主编.—武汉:华中科技大学出版社,2015.3
ISBN 978-7-5680-0705-4

Ⅰ.①护… Ⅱ.①韩… ②罗… Ⅲ.①护理-礼仪-高等职业教育-教材 Ⅳ.①R47

中国版本图书馆 CIP 数据核字(2015)第 052050 号

护理礼仪(临床案例版) 韩文萍 罗劲梅 主编

策划编辑:周 琳
责任编辑:童 敏 罗 伟
封面设计:范翠璇
责任校对:张会军
责任监印:周治超
出版发行:华中科技大学出版社(中国·武汉)
武昌喻家山 邮编:430074 电话:(027)81321913
录 排:华中科技大学惠友文印中心
印 刷:武汉鑫昶文化有限公司
开 本:787mm×1092mm 1/16
印 张:10.5
字 数:254 千字
版 次:2016 年 1 月第 1 版第 2 次印刷
定 价:28.00 元

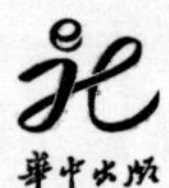

全国高职高专医药院校护理专业“十三五”规划教材(临床案例版)教材编委会

前言

Qianyan

“护理礼仪”作为护理学专业的必修课程，其内容是护士职业形象的重要组成部分，是护士素质、素养、行为、气质的综合反映。我们旨在培养护理学生工学结合的理念，始终秉承“以就业为导向，培养与实际工作能够紧密联系的应用型人才”的原则，多方面结合临床实践，力求更加突出实用性。

本教材紧扣教学实际，紧密结合临床实际应用，内容注重基本知识与新知识的结合，图文并茂，每一章节都设有学习目标、重点提示、案例引导和习题，使学生在掌握理论知识的基础上强化记忆，进一步规范护理学生的仪表礼仪。

本教材共十个章节，内容包括仪容礼仪、服饰礼仪、工作礼仪、求职礼仪、宗教文化礼仪等，不仅适用于在校学生，对踏入工作岗位的护士也同样具有指导与参考作用。

本教材参考了国内外最新文献，更加注重结合临床实践，在编写过程中还得到了华中科技大学出版社的大力支持。

本教材编写团队是由全国各高校人文与礼仪教师和临床一线护理专家组成的创新型编写团队，在编写过程中，充分体现了团队的协作精神，凸显了教材的实用性和先进性。尽管我们在编写过程中力求做到极致，但由于水平有限，不妥之处恳请广大师生与读者不吝赐教，以便再版时进一步修订完善。

韩文萍

目录

Mulu

第一章　绪　论

学习目标

知识目标:1. 了解礼仪的概念及分类。
2. 熟悉礼仪的内容及作用。
3. 掌握护理礼仪的特征及作用。

技能目标:能够在日常生活中熟练运用礼仪。

社会目标:1. 能够意识到护士礼仪对患者、医务工作者的积极作用及深刻影响。
2. 能够认识到良好的护理礼仪对创建和谐护患关系的重要性。

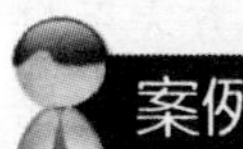

某医学院校一直以来非常注重培养护生的礼仪修养,不但要求学生在平时课堂上认真学习护理礼仪,还要求学生将学到的礼仪知识运用在临床工作中。学校还会定期组织礼仪培训、护理礼仪知识竞赛,在每年“5·12”国际护士节还会开展护理礼仪风采展。通过这些丰富多彩的活动,提高护生的素质、修养、行为、气质,充分展示新时期“白衣天使”的形象,并增强护生的责任感、使命感、荣誉感。

思考:护生应掌握的护理礼仪特征包括哪些?具体有哪些作用?如何才能更好地培养护生的职业能力和素质?

礼仪是在人际交往中,以一定的约定俗成的程序方式来表现律己敬人的过程,涉及交往、穿着、沟通等内容。礼仪是我们日常生活中不可缺少的一部分。随着医学模式的转变,人们对健康需求的提升,良好的医疗护理不再仅仅局限于生物学的范畴,护士的言行举止都可能对患者产生直接或间接的影响,从而影响护理效果,甚至影响到医院的生存与发展。因此,当代社会需要护士具有规范的专业礼仪行为,不断加强自身修养和提高素质,从而提高护理服务质量。

第一节　礼仪概述

礼仪是人类为维系社会正常生活而要求人们共同遵守的最起码的道德规范,

它是人们在长期共同生活和相互交往中逐渐形成的，并且以风俗、习惯和传统等方式固定下来，是文明社会人们彼此交往的基本修养，是人类文明的表现形式之一，是人类不断摆脱愚昧、野蛮，逐渐走向开化、文明的标志。礼仪不是抽象的概念，不是深奥的理论知识，礼仪体现在每个人的语言和行为中。即使是很简单的一句话，很细小的一个动作，也能反映一个人的礼仪修养。就个人而言，礼仪是一个人的思想道德水平、文化修养、交际能力的外在表现；就整个社会来说，礼仪是一个国家社会文明程度、道德风尚和生活习惯的反映。

重点：礼仪的起源与发展。

一、礼仪的起源与发展

（一）中国礼仪的起源与发展

1. 中国礼仪的起源 我国自古就以“文明古国”、“礼仪之邦”著称于世，礼尚往来、以礼相待等文明礼教传承千年。学习礼仪的起源及其历史演变，有助于护士更深入地了解礼仪文化，更好地指导礼仪实践。关于礼的起源，说法不一。

一种观点认为，“礼”作为一种文化现象，最早产生于人与人的交往之中。在原始社会时期，同一民族的成员在共同的狩猎、饮食生活中所形成的习惯性语言、动作，构成了礼的最初萌芽。原始社会的人类处于愚昧状态，认识世界的能力极为有限，生产力非常落后，人们的生理需要得不到满足，安全得不到保障。为了生存，人们常常会有意无意地用一些象征性动作向同类表示自己的意向和情感。比如当不同部落的人相遇时，如果双方都怀有善意，便伸出一只手，手心朝前，向对方表示自己没有武器，并让对方抚摸掌心以表示亲近、问候之意。这些动作有的后来成为社会生活的习惯，并常常被用做维护社会秩序、巩固社会组织和加强部落之间联系的手段。

另一种观点认为“礼之名，起于事神”。礼产生于原始宗教的祭祀活动，是古人为保佑风调雨顺、祈祷祖先显灵、拜求降福免灾而举行的一项敬神拜祖的仪式。原始社会，社会生产力低下，人类处于原始、愚昧的状态，对日月星辰、电闪雷鸣等许多自然现象无法做出科学的解释，更谈不上掌握和利用自然规律，从而对自然产生敬畏感和恐惧感。礼仪也就体现在这种极其虔诚而庄严的祭祀活动中。在人类面对自然力量的肆虐而感到无法认识与控制的时代，这种祭祀仪式所体现的无疑是人类对神灵和自然的敬畏与崇拜，期望得到神灵和祖先的庇护，多赐福少降灾，在这样的过程中，就产生了原始的“礼仪”。随着人类对自然与社会各种关系认识的逐步深入，最初的敬畏心理逐渐转化为对社会的控制、利用和改造的意识。起初所创立的礼仪，已经不能满足人类日益发展的精神需要和调节日益复杂的现实关系。“礼”的内容便开始发生本质的变化，逐渐扩展到社会生活的各个方面，除了使人类在天地之间追求平衡与和谐外，还开始和人际关系的平衡与调整相结合，衍化、发展，进而渗透社会政治领域，形成一套具有普遍参照意义的程式与规范，于是“礼”就确立了。从礼仪的起源可以看出，礼仪是在人们的社会活动中，为了维护一种稳定的秩序，为了保持一种交际的和谐而产生的。时至今日，礼仪仍然保持着这种本质的特点与独特的功能。

2. 中国礼仪的发展 礼仪在其传承沿袭的过程中不断发生着变革。从历史发展的角度来看，其演变过程可以分四个阶段。

(1) 礼仪的起源时期：夏朝以前。

礼仪起源于原始社会，在原始社会中、晚期出现了早期礼仪的萌芽。整个原始社会是礼仪的萌芽时期，礼仪较为简单和虔诚，还不具有阶级性。据考古学、民俗学等方面的材料证明，我国原始社会的社会生活中已经形成了颇具影响的礼仪规范，制定了明确血缘关系的婚嫁礼仪。到了新石器时代晚期，出现了区别部落内部尊卑等级的礼制。炎黄五帝时期，礼仪的内容日渐丰富，并为祭天敬神而确定了一些祭奠仪式。尧舜时代，国家已具雏形，同时民间交往礼仪得到进一步发展，已经有了成文的礼仪制度，即“五礼”：祭祀之事为吉礼，冠婚之事为嘉礼，宾客之事为宾礼，军旅之事为军礼，丧葬之事为凶礼。

(2) 礼仪的形成时期：夏、商、周三代。

尧舜时期制定的礼仪经过夏、商、周这三个时代一千余年的总结、推广而日趋完善，我国传统礼仪进入了一个飞速发展以至成熟的时期。在这一时期礼仪被典制化，统治阶级为了巩固自己的统治地位把原始的宗教礼仪发展成符合奴隶社会政治需要的礼制，礼仪被打上了阶级的烙印。礼仪内容涵盖了政治、宗教、婚姻、家庭等各方面，奠定了华夏礼仪传统的基础。由于已经进入了阶级社会，所以更加突出君臣、父子、兄弟、亲疏、尊卑、贵贱等等级关系，从婚姻家庭到政治、社会交往，无处不体现等级特点。为了维护奴隶主的统治，专门订制了一套礼的形式和制度，如周代的《周礼》、《仪礼》和《礼记》，开始区分贵贱、尊卑、顺逆、贤愚等人际交往准则，后人称为“礼学三著作”。礼仪从治理国家到家庭生活进行了全面的规范，开始形成了古代正式的礼仪。这“三礼”标志着中国古代礼仪进入了一个成熟的时期，中国后世的礼仪深受“三礼”的影响。

(3) 礼仪的变革时期：春秋战国时期。

春秋战国时期，诸子百家争鸣，礼仪也产生了分化。在此期间，相继涌现出以孔子、孟子、荀子等为代表的学派，形成了以儒家学派学说为主导的正统封建礼教。在理论上发展和革新了礼的起源、本质、功能等问题，第一次全面而深刻地阐述了社会等级秩序的划分及其意义，以及与之相适应的礼仪规范、道德义务。孔子对礼仪非常重视，把“礼”看成是治国、安邦、平定天下的基础。他认为“不学礼，无以立”，要求人们用道德规范约束自己的行为，要做到“非礼勿视，非礼勿听，非礼勿言，非礼勿动”，倡导“仁爱爱人”，强调人与人之间要有同情心，要相互关心，彼此尊重。在政治思想上，孟子把孔子的“仁”思想加以发展，提出“王道”、“仁政”的学说，主张“以德服人”。在道德修养方面，他主张“舍生取义”。荀子把“礼”作为人生哲学思想的核心，把“礼”看作是做人的根本目的和最高理想，“礼者，人道之极也”。他认为“礼”既是目标、理想，又是行为过程。“人无礼则不生，事无礼则不成，国无礼则不宁。”总之，孔孟等思想家的礼仪思想构成了中国传统礼仪文化的基本精神，对古代中国礼仪的发展产生了重要而深远的影响，奠定了古代礼仪文化的基础。

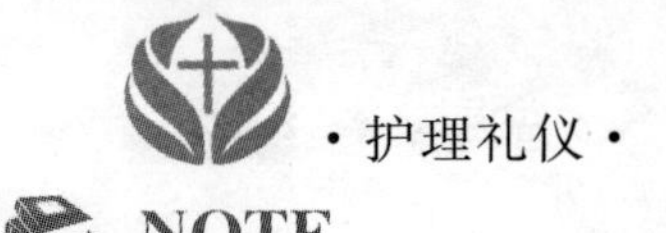

NOTE

(4) 礼仪的强化时期:秦汉到清末时期。

公元前221年,秦始皇统一中国,并在全国推行“书同文”、“车同轨”、“行同伦”,即要求人们的日常行为要遵从统一的道德与规范。秦朝是推行以儒家学说为主导的封建礼教,成为后来延续两千年的封建体制的基础。汉武帝时期,“罢黜百家,独尊儒术”的治国方略确定之后,礼仪作为社会道德、行为标准、精神支柱,其重要性提高到了前所未有的高度。西汉思想家董仲舒把儒家礼仪概括为“三纲五常”。汉代,孔子后生们编撰的《礼记》,共49篇,包括古代风俗、家庭礼仪、服饰制度、师生礼仪、道德修养等,堪称集上古礼仪之大成,上承奴隶社会、下启封建社会的礼仪汇集,是封建社会礼仪的核心。以后各朝代均有发展,特别是在唐朝得到了进一步强化,到清末封建礼仪日渐衰落。清朝后期,清王朝政权腐败,民不聊生,古代礼仪逐渐衰退。而此时西方文化大量涌入中国,一些西方礼仪随之传入中国,中国传统礼仪文化和规范逐渐被时代所抛弃。科学、民主、自由、平等等观念和与之相适应的礼仪标准得到传播和推广。

(5) 现代礼仪的发展:公元1911年以后。

辛亥革命以后,孙中山先生及其战友们破旧立新,用民权代替君权,用自由、平等取代宗法等级制;改易陋俗,废除跪拜礼,推行新礼仪,如鞠躬、握手等,从而拉开了中国现代礼仪的帷幕。中国现代礼仪对传统礼仪进行了猛烈的抨击,特别是新文化运动的兴起,直接为现代礼仪的产生创造了条件。中国现代礼仪将一些落后的传统礼仪抛弃,新的礼仪标准、价值观念得到推广和传播。新中国成立后,逐渐确立了以平等相处、友好往来、相互帮助、团结友爱为主要原则的具有中国特色的新型社会关系和人际关系,中国的礼仪建设从此进入了一个崭新的历史时期。1978年党的十一届三中全会以来,改革开放的春风吹遍神州大地,中国与世界的交往日趋频繁,西方一些先进的礼仪、礼节陆续传入我国,同我国的传统礼仪一道融入社会生活的各个方面,构成了社会主义礼仪的基本框架。从市民文明公约的问世,到各行各业礼仪规范的出台,讲文明、树新风在全国快速铺展开来。许多礼仪从内容到形式都在不断变革,现代礼仪的发展进入了全新的发展时期。礼仪作为一种意识形态的具体表现形式,也在适应人类文明的步伐中不断变革、更新和发展,加之与国际的接轨,礼仪的形式和要求也呈现多元化趋势。大量的礼仪书籍相继出版,各行各业的礼仪规范纷纷出台,礼仪讲座、礼仪培训日趋红火,人们学习礼仪知识的热情空前高涨,讲文明、讲礼貌蔚然成风。今后,随着社会的进步、科技的发展和国际交往的增多,礼仪必将得到新的完善和发展。

(二) 西方礼仪的起源与发展

1. 西方礼仪的起源 西方国家的“礼仪”一词始于法语“étiquette”,原意是“法庭上的通行证”。在过去的法国,法庭规则通常被写在进入法庭的通行证上,发给进入法庭的每个人,让他们了解并在进入法庭后严格遵守。后来“礼仪”一词进入英语,演变成“人际交往的通行证”。

2. 西方礼仪的发展 西方礼仪文化也有一个逐渐发展的过程,西方的文明史,在很大程度上表现了人类对礼仪的追求与礼仪演变的历史。在古希腊、古罗马时代的文献典籍中，如苏格拉底、柏拉图、亚里士多德等哲学家的著述中，都有关于礼仪的论述。产生于斯堪的纳维亚地区的古代史诗《伊达》，对于社交场合的礼宾次序、餐桌上的用餐规矩、酒席的持杯祝酒、交谈中的辞令修辞等已有较详尽的说明。同时，对不能遵守各种礼仪规范者，还制定了一定的处罚规则。中世纪教会礼仪盛行，教会一方面束缚着人们的人际交往，另一方面又对人们的为人处世提出了礼仪要求。文艺复兴运动使人们从封建的枷锁中解放出来，神权受到冲击，宗教礼仪逐渐失去主导地位，自由、平等、博爱等思想观念深入到礼仪文化中，这使人类历史上的传统礼仪发生了重大变化。

礼仪的起源与发展是与社会的进步和发展紧密结合在一起的。历史发展到今天，礼仪在继承传统礼仪文化精髓的基础上，不断增添新的内容，各个国家和民族都形成了自己独具特色的礼仪文化和礼仪规范。国家有国家的礼制，民族有民族的礼仪习俗，行业有行业的礼仪规范，当今世界也形成了一些被普遍认可和接受的礼仪惯例。个性与共性共存是当今世界礼仪的特点。

二、礼仪的基本概念

根据礼仪产生的缘由、内容及其发展变化，礼仪的含义可以表述如下：礼仪是一定社会上层建筑中政治制度的一部分；礼仪是社会统治集团维护社会秩序、协调人际关系的准则；礼仪是介于道德规范和法律规范之间，由社会全体成员约定俗成、共同遵守的行为规范；礼仪是顺利进行人际交往与社会交流的工具；礼仪是一定社会的一种文化现象。

关于礼仪的理解，不同的专家站在不同的角度，对礼仪的概念可以做出种种相应的界定。

(1) 从个人修养的角度来看，礼仪可以说是一个人的内在修养和素质的外在表现，也就是说，礼仪即教养、素质在一个人行为举止中的体现。

(2) 从交际的角度来看，礼仪可以说是人际交往中实用的一种艺术，也可以说是一种交际方式或交际方法。

(3) 从道德的角度来看，礼仪可以被界定为为人处世的行为规范，或行为准则、目标准则。

(4) 从传播的角度来看，礼仪可以说是在人际交往中进行相互沟通的一种技巧。

(5) 从民俗的角度来看，礼仪既可以说是在人际交往中必须遵循的律己敬人的习惯形式，也可以说是约定俗成的对人尊重、友好的习惯做法。简而言之，礼仪是待人接物的一种惯例。

(6) 从审美的角度来看，礼仪可以说是一种形式美，它是人们心灵美的必然外化。

礼仪是一个人、一个组织乃至一个国家或民族内在的精神文化素养的显示，也是协调人际关系的约定俗成的行为规范。礼仪具有丰富的内涵，尽管其含义随着社会的发展越来越宽泛，表述形式多样，但含义的核心是统一的，即礼仪是交往艺术，是沟通技巧，是行为规范，是待人接物的标准化做法。

三、礼仪的内容

礼仪是人们在各种社会的具体交往中，为了相互尊重，在仪表、仪态、仪式、仪容、言谈举止等方面约定俗成的、共同认可的规范和程序。从广义的角度讲，礼仪是人们在社会活动中的言行规范和待人接物的标志，是指人们在社会交往活动中形成的行为规范与准则，是礼貌、礼节、仪表、仪式等的总称。从狭义的角度讲，礼仪指的是国家、政府机构或人民团体在一种正式活动和一定环境中采取的行为语言等规范，是指在较大或较隆重的正式场合，为表示敬重、尊重、重视等所举行的合乎社交规范和道德规范的仪式，是社会交往中在礼遇规格、礼宾次序等方面应遵循的礼貌、礼节要求，一般通过集体的规范仪式和程序行为来表示。随着时代的变迁，社会的进步和人类文明程度的不断提高，礼仪的内涵也不断地与时俱进、推陈出新。

（一）礼貌、礼节、仪表、仪式

在一般人的表述之中，与“礼仪”相关的词最常见的有礼貌、礼节、仪表、仪式。在大多数情况下，它们是被混合使用的，其实从内涵上来看，它们不可简单地混为一谈。它们之间既有区别，又有联系。

礼仪是礼貌、礼节、仪表、仪式等的统称，是对社会文明程度、道德修养和生活习俗的反映。

1. 礼貌 礼貌是人们在交往过程中相互表示尊重和友好的行为规范，如仪表端庄、遵守秩序、尊老敬贤、言而有信、待人和气等，它是礼仪的内在原则规范。礼貌是通过身边的小事体现出来的，它侧重于表现人的品质与素养，是人类文明行为最基本的要求。包括礼貌行为和礼貌语言两部分：礼貌行为是一种无声的语言，需要通过人的仪容、仪表、仪态来体现；礼貌语言是一种有声的语言，要求人们说话和气，言谈大方得体。

2. 礼节 礼节是指人们在社会交往过程中表示敬意、问候、祝愿、迎来送往等方面的惯用形式。礼节是礼貌在语言、行为、仪态等方面的具体表现形式，如接待来宾时许多国家通常见面握手、献花，还有一些国家可以拥抱、亲吻等，这都属于礼节的具体形式。

3. 仪表 “仪”指一个人的面容、服饰等，“表”指这个人的举止、风度等，仪表是指人的外在表现，包括容貌、服饰、姿态、风度和个人卫生等，它是人的精神面貌的外观。端庄的仪表既是对他人的一种尊重，也是自尊、自重、自爱的一种表现。在人际交往中，个人的仪表会引起交往对象的特别关注，并将影响着他人对自己的整体评价。

4. 仪式 仪式是指在一定的场合举行的具有专门程序的规范化活动，是一种比较正规、隆重的礼仪形式。如人们在社会交往过程中或在组织各项专题活动中，常常要举行各种仪式，以体现出对某人或某事的重视。仪式可分为签字仪式、欢迎仪式、升旗仪式、颁奖仪式、结婚仪式等。

（二）礼节、礼貌、礼仪之间的关系

礼仪是一种社会道德规范，是人们在社会交际中的行为准则。礼节、礼貌、礼仪都属于礼的范畴：礼貌是表示尊重的言行规范，是礼仪的基础；礼节是表示尊重的惯用形式和具体要求，是礼仪的基本组成部分；礼仪是由一系列具体表示礼貌的礼节所构成的完整过程。礼节、礼貌、礼仪三者尽管名称不同，但都是人们在相互交往中表示尊敬、友好的行为，其本质都是尊重人、关心人。三者相辅相成，密不可分。有礼貌而不懂礼节，往往容易失礼；谙熟礼节却流于形式，充其量只是客套。礼貌是礼仪的基础，礼节是礼仪的基本组成部分。礼是仪的本质，而仪则是礼的外在表现。礼仪在层次上要高于礼貌、礼节，其内涵更深、更广，它是由一系列具体的礼貌、礼节所构成的；礼节只是一种具体的做法，而礼仪则是一个表示礼貌的系统、完整的过程。礼仪的完整含义包括四个方面：第一，礼仪是一种行为准则或规范；第二，礼仪受文化传统、风俗习惯、宗教信仰以及时代潮流的直接影响；第三，礼仪是个人学识修养、品质的外在表现；第四，礼仪的目的是通过社交各方的相互尊重，达到人际关系的和谐状态。

（三）礼仪的分类

礼仪依据其适用对象及应用范围的不同，大致上可以分为行业礼仪和非行业礼仪两大类。

1. 行业礼仪 行业礼仪包括政务礼仪、商务礼仪、服务礼仪。

(1) 政务礼仪也称国家公务员礼仪，是国家公务员在行使国家权力和管理职能时所应当遵守的行为规范。

(2) 商务礼仪是在商务活动中体现相互尊重的行为准则。商务礼仪的核心是一种行为的准则，用来约束我们日常商务活动的方方面面。它体现人与人之间的相互尊重、相互信任。

(3) 服务礼仪是各类服务行业的从业人员应具备的基本素质和应遵守的行为规范。适用于服务行业的从业人员、商界人士、经营管理人员、企业白领、职场人士等从事服务工作的人士。

2. 非行业礼仪 非行业礼仪包括涉外礼仪、社交礼仪。

(1) 涉外礼仪也称国际礼仪，是指在长期的国际往来中，逐步形成的外事礼仪规范，也就是人们参与国际交往所要遵守的惯例。它强调交往中的技巧性、对象性、规范性。

(2) 社交礼仪也称交际礼仪，指人们在人际交往过程中所具备的基本素质、交际能力等。在当今社会，人际交往越来越频繁，社交礼仪所发挥的作用也就越发显著。

学习礼仪有助于提高自身修养，形成完美人格；有助于净化社会风气，促进社会文明；有助于改善人际关系，促进社会交往。

（四）礼仪的作用

1. 礼仪是个人美好形象的标志 从个人修养的角度来看，礼仪可以说是一个

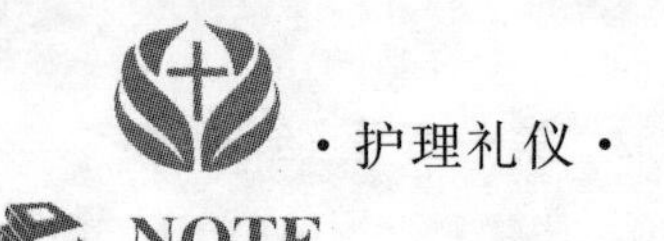

NOTE

人内在修养和素质的外在表现。礼仪的核心即尊重交往对象、以礼相待。在人际交往中运用礼仪时，务必诚实无欺、言行一致、表里如一。礼仪不仅有助于提高自身修养，还有助于外塑形象、美化自身。

2. 礼仪是人际关系和谐的基础 礼仪是人们在社会交往中受历史传统、风俗习惯、宗教信仰、时代潮流等因素影响而形成的，既为人们所认同，又为人们所遵守，是以建立和谐关系为目的的各种符合交往要求的行为准则和规范的总和。社会是不同群体的集合，礼仪则是在社会交往过程中良好的润滑剂和黏合剂，人与人之间相互尊重、相互理解、求同存异、和谐相处。它使家庭中夫妻关系更加和睦，工作中同事关系更加融洽，学习生活中师生关系更加和谐。

3. 礼仪是社会文明进步的载体 礼仪是中华民族的传统美德，从古至今，源远流长。而且随着社会交往的日益扩大，真诚、文明、富有魅力的交往礼仪已成为扩大交流、增进友谊、加强合作、促进发展的重要手段。遵守礼仪规范，不仅有效弘扬了我国优秀的文化传统，而且加强了社会主义精神文明的建设，是文明礼仪宣传教育中重要的一项内容。

护理礼仪属于职业礼仪的范畴，是护理工作者在进行医疗护理工作和健康服务过程中所遵循的行为标准，是护理人员素质、修养、行为、气质的综合反映，也是护理人员职业道德的具体表现。在医疗护理行业服务中，面对广大的护理服务对象，良好的护士礼仪及修养无疑是一剂良药，对提高医疗护理质量起举足轻重的作用。因此，护理礼仪已经成为提高护士全面素质的一个重要方面。

第二节　护理礼仪的概述

护理工作是一门艺术，护士端正的态度、礼貌的言语、文雅的举止和规范的行为能给人一种美感，同时赢得患者和同行的尊重和信任。护理礼仪是护理人员在整个护理过程中，为了塑造个人和组织的良好形象，所应遵循的尊重患者、患者家属及其他工作人员的礼节和注重仪表、仪态、仪容等方面的规范和程序。护理礼仪是护理专业的行为规范，用以指导和协调护理行为过程。学习护理礼仪是现代医学和社会进步的必然要求，是培养护士良好的素质修养、树立良好专业形象的重要手段之一。

一、护理礼仪的概念

护理礼仪是一种职业礼仪，是护理工作者在进行医疗护理和健康服务过程中所遵循的行业标准。它是护士职业形象的重要组成部分，是护士素质、修养、行为、气质的综合反映。它包括护士仪表，使用语言的艺术，人际沟通与沟通技巧及护士行为规范。护理礼仪分为护士仪表礼仪、护士举止礼仪和护士言谈礼仪等。

二、护理礼仪的特征

1. 规范性 规范是人们共同认可并遵循的准则。礼仪的规范性在于人类在社会中调节相互关系的行为规范。这种规范不仅约束着人们在一切交际场合的言谈举止，而且是人们在正规场合必须遵守的规范。护理礼仪是护士必须遵守的行为规范，是在相关法律、规章、制度、守则的基础上，对护士的待人接物、律己敬人、行为举止等方面规定的模式或标准。

2. 综合性 护理礼仪作为一种专业文化，是护理服务科学性与艺术性的统一，是护士综合素质的体现，是人文与科技的结合，是伦理学与美学的结合。在护理活动中，可体现出护士的科学态度、人文精神和文化内涵。

3. 强制性 护理礼仪中的各项内容是基于法律、规章、守则和制度的基础上的，对护士具有一定的约束力和强制性。

4. 适应性 护士对不同的服务对象或不同的文化礼仪具有适应能力。随着国际间的友好往来增多，护理工作面对的患者在信仰、风俗、文化等各方面都有所不同。在护理工作中，护士应充分尊重患者的信仰、文化、习俗，并在交往中相互融合适应。

5. 可行性 规则简明、切实有效、便于操作是礼仪的主要特点，学习中既要把握总体原则、规范，又要注意一系列细节上的方式、方法和行为要求。

6. 差异性 礼仪作为各国、各地区、各民族礼仪文化的一种行为准则和规范是约定俗成的，在不同的时间、空间，在不同的场合，对不同的对象，礼仪具有细微的差别。

三、护理礼仪的作用

在现代整体护理工作中，加强护士礼仪修养的培养，已经成为提高护士全面素质的一个重要内容。而护理工作人员的整体素质包括思想素质、业务素质、道德品质、敬业精神和技能素质等方面，是保证护理工作在高标准、高质量、高要求下完成的必要条件，对促进医疗护理事业发展有着重要意义。

1. 有助于协调医护关系 良好的医护关系应该是交流-协作-互补的关系，医护关系处理得好坏直接影响着医疗护理的质量。同事之间的一句问候、一个微笑、一句关切的话语，可以拉近彼此之间的心理距离，密切同事关系，增强协作精神，形成愉悦的工作环境。工作中仪容整洁、精神饱满、行动干练，可以争取他人的信任，并且有利于彼此的协作。

2. 有助于建立和谐护患关系 患者在住院期间，不仅需要精心的治疗和护理，还需要理解、关心、体贴和尊重，因此，护士与患者交谈时，温暖的话语、亲切的问候都能赢得患者的信任，减轻或消除患者的紧张情绪，使患者在与护士的沟通中得到安慰、理解、帮助和鼓励，使护患双方产生情感上的共鸣，有利于建立和谐的护患关系，缓解护患矛盾，减少护患纠纷的发生。

3. 有助于塑造护士职业形象 护理礼仪是职业的需要，是树立护理职业形象，促进护理事业不断发展的先决条件。一名优秀的护士，能在一言一行中让患者倍感信任和依赖，良好的仪态能传达出严格的工作纪律、严谨的工作作风、高尚的医护情操，端庄大方的举止永远给患者留下温和善良的白衣天使形象，让患者放心、情绪稳定。因此，护士良好的职业形象能使护理人员在临床实践中充满自信心、责任心，有助于提高医院在社会公众心目中的地位和声誉，赢得社会的认可。

4. 有助于提高护理质量 医院护理质量的高低取决于护士良好的个人修养。护理礼仪有助于塑造良好的护士个人形象，从表面上看，护理礼仪只是一种职业行为，但实际上却具有非常丰富的文化内涵，是人的全部文化修养的外在体现。良好的护理礼仪可以创造一种和谐融洽的气氛，让患者倍感医院的温暖，从而对医院产生良好的印象，提高护理质量。

习题

一、简答题

1. 什么是礼仪？说出你知道的日常生活中的礼仪。
2. 礼仪分为哪几种类型？
3. 请你简单说说礼节、礼貌、礼仪之间的关系。
4. 护理礼仪具备哪些特征？
5. 你认为礼仪对护士职业具有哪些重要的意义？
6. 怎样培养自己良好的护士职业形象？

二、填空题

1. 礼仪的分类：________、________、________、________、________。
2. 礼仪的作用：________、________、________。
3. 护理礼仪的特征：________、________、________、________、________、________、________。
4. 护理礼仪的作用：________、________、________、________。

（杨　茜）

第二章 护士仪容礼仪

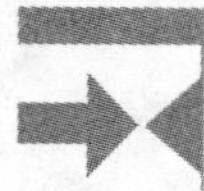

学习目标

知识目标：说出仪容修饰的基本原则。

技能目标：能够做到规范的仪容修饰。

社会目标：能够深切体会到规范的仪容修饰对个人、团队都有积极的社会效应。

案例引导

某医院一外科新晋护士小刘，对自己所从事的这份护理事业很是热爱，为了给患者留下良好的第一印象，也为了提高满意度，在自己的仪容方面很注意，经常化浓妆、齐刘海遮眉、戴耳钉，每次经过她身边都有一股很浓的香水味。小刘自认为这样可以使自己显得精神焕发，从而赢得患者的好感和信任。但是护士长却说："小刘，你的仪容不及格。"

思考：小刘的仪容有哪些不合适，应如何改进？

护士是降落在人间没有翅膀的天使，是真善美的化身。护理礼仪，作为一种职业礼仪，是护理工作者在长期的工作中所遵循的行为准则，在护理工作中有着举足轻重的地位，它包括仪容礼仪、服装礼仪、仪态礼仪等。据资料显示，护理工作者给予患者的视觉形象，护士所呈现的群体与个体形象，将极大地影响患者及家属对医院文明服务、医院护理能力的看法。因此，护理工作者应充分重视护理仪容礼仪的学习，并能很好地应用到自己的实际工作中去。

第一节 概 述

一、仪容的内涵

仪容(appearance)，即容貌，是由发式、面容及人体未被服饰遮掩的肌肤所构成。在人际交往中，仪容是最先被对方捕捉到的信息，给人最直接的感觉，是形成第一印象的关键因素。

礼仪中最首要的就是仪容，仪容主要包括以下几个方面：①仪容自然美，主要

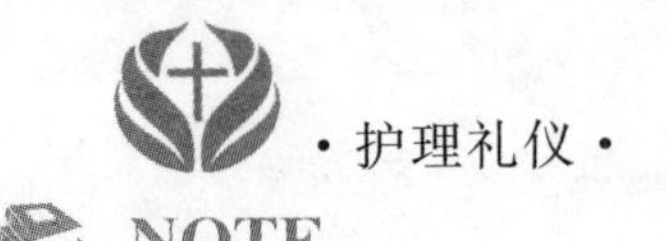

是指仪容的先天条件好，天生丽质。先天美好的仪容相貌，无疑会令人赏心悦目，感觉愉快。②仪容修饰美，是指依照规范与个人条件，对仪容行必要的修饰，扬其长、避其短，设计、塑造出美好的个人形象，在人际交往中尽量令自己显得有备而来，自尊自爱。③仪容内在美，是指通过努力学习，不断提高个人的文化、艺术素养和思想道德水准，培养出自己高雅的气质与美好的心灵，使自己秀外慧中、表里如一。其实真正意义上的仪容美，应当是上述三个方面的高度统一。忽略其中任何一个方面，都会使仪容美失之于偏颇。在这三者之间，仪容的内在美是护理仪容美的最高境界，仪容的自然美是人们的心愿，而仪容的修饰美则是仪容礼仪关注的重点。

二、仪容修饰的基本原则

仪容修饰一般应遵循以下原则。

1. 协调性 要求仪容修饰应与自身的性别、年龄、容貌、肤色、身材、体型、个性、气质、季节、气候及职业身份等相适宜和协调。

2. 整体性 要求仪容修饰要先着眼于人的整体修饰，再考虑各个局部的修饰，使之浑然一体，营造出整体风采。

3. 适度性 要求仪容修饰无论是在修饰程度，还是在饰品数量和修饰技巧上，都应把握分寸，自然、适度。

第二节 仪容修饰

规范的仪容修饰，是留给大众的“第一印象”，是在人际交往中充满自信、尊重他人的基本表现。天生丽质毕竟是少数，我们可以依靠仪容修饰来弥补自身的一些不足，增强自信。作为一名护理工作者，具有良好的仪容修饰是塑造良好职业形象的基础，更是应该具备的一项基本素质。良好的仪容修饰，会使患者产生亲切感和依赖感，以增强患者对治疗的信心。因此，护理工作者具有良好的仪容，是维护自身职业形象的关键。

护士仪容修饰包括头发修饰、面容修饰和身体修饰。对个体而言，头面部是一个人最具有特征性和辨识度的部位，规范的头面部礼仪对护患沟通、交流有着深远的影响。

一、头发的保养与修饰

头发的主要功能除了有保护头脑之外，还能使人增加美感。一般人有10万根左右。对于护理工作者来说，燕尾帽是天使的象征，合适的发型修饰能更好地衬托燕尾帽的纯洁和神圣。同时由于某些化疗药物的刺激，可能会造成头发的损伤，因此，作为一名护理工作者更应注意头发的保养与修饰。

（一）头发的保养

1. 洗发 “完美形象，从头开始。”头发是人脸面的重要部分，不管有无应酬都应保证头发的清洁。洗发有助于消除异味、养发护发、头皮按摩等。护士应注意定期清洗头发，每周2～3次。头屑多者及特殊工种人群，应增加洗发的次数。洗发的时候需要注意以下几个方面。

(1) 洗发前　中医讲梳头与洗发同等重要，所以洗发前应先用梳子将头发梳开，梳去头发上的尘垢，同时用梳子按摩头皮，这样可以减少脱发量。洗发宜使用40 ℃左右的温水，水温过高或过低都会造成对头发的损害。然后先将头发打湿，这样可以更好地洗掉污垢，减少对头皮的刺激。洗发水应选择适合自己发质的，还应具有去污去屑力强、刺激性小、易于漂洗的特点。合适的洗发水不仅可以达到清洗的目的，还能滋养头发使头发更加飘逸柔顺。一般来说，人的发质主要分为油性发质、中性发质、干性发质和混合性发质。油性发质可以选择中性、微碱性的单纯清洁洗发水。中性发质选择中性、微酸性，含简单护理成分的洗发水即可。干性发质选择微酸、弱酸性带护理成分的洗发水，配合护发素使用，或经常焗油。混合性发质需要先清洁、后护理，即先按油性发质处理，再对发丝用护发素护理，并避免接触头皮。个人应根据自己的情况来选择适合自己的洗发水，避免不分季节长期使用一种洗发水，也可以配合护发素一起来使用。

(2) 洗发时　应根据发量选择适量的洗发水，先在手掌揉搓后再涂抹至头发，也应注意头皮的清洁，可以用指腹在头皮处按摩3周，然后揉搓3～5 min或以上，在油腻易堆积的部位要加时清洗。揉搓结束后进行冲洗，将洗发水彻底冲洗干净。冲干净之后将护发素均匀抹在头发上，轻揉1 min，然后冲洗干净即可。

(3) 洗发后　先用干毛巾吸干净发根部的水分，再擦干头发其余部分，不可用力揉搓头发，擦至七八分干，可自然风干，也可用电吹风的中低档将头发吹干，但使用的时候不可离头皮太近，至少15 cm。

2. 养发护发　除了日常的洗护和按摩之外，更应注重头发的内在养护。在日常的饮食中，应注意多进食一些有益头发滋养的食物，一般富含B族维生素、维生素C、蛋白质和矿物质的食物都有此功效，例如各种蔬菜、水果、牛奶、瘦肉等。也可适当多进食一些黑色类食物和豆制品，比如黑豆、黑芝麻、核桃等，可以补充氨基酸、钙、铁等多种微量元素，都有助于头发的生长。除此之外，含有胶质的食物，可以很好地滋养头发的毛囊，同时还能营养头发，使头发看起来更浓密。

(二) 头发的修饰

头发的造型对于一个人的仪容仪表有很大的影响，适当的发型会使人觉得神采奕奕，反之则会起到反作用。护理工作者是天使的化身，是医院的窗口，尤其应关注自己的发型修饰，基本要求是长短适中，发型得体。

1. 根据脸型选择发型　每个人的脸型轮廓不一样，所以在选择发型时要扬长避短，选择最适合自己的，达到脸型和发型的和谐美。粗略来分，人的脸型可以分为七种：椭圆形脸、圆形脸、长形脸(矩形脸)、方形脸、正三角形脸、倒三角形脸、菱形脸。

一般来说这些脸型的特点如下。①椭圆形脸：即鹅蛋脸，是东方女性的标准脸型，很多发型都适合，很容易达到和谐的效果。②圆形脸：圆圆的脸给人以温柔可爱的感觉，较多的发型都能适合，只需稍修饰一下，两侧头发向前就可以了，如长、短毛边发型和秀芝发型，不宜做太短的发型。③长形脸：避免把脸部全部露出，刘海做一排，尽量使两边头发有蓬松感，不宜留长直发，如长蘑菇发型、短秀芝发型、学生发型。④方形脸：方形脸缺乏柔和感，做发型时应注意柔和发型，可留长一点的发型，如长穗发、长毛边或秀芝发型、长直披发，不宜留短发。⑤正三角形脸：刘海可削薄薄一层，垂下，最好剪成齐眉的长度，使它隐隐约约表现额头，用较多的头发修饰腮部，如学生发型、齐肩发型，不宜留长直发。⑥倒三角形脸：做发型时，重点注意额头及下巴，刘海可以做齐一排，头发长度超过下巴两公分为宜，并向内卷曲，增加下巴的宽度。⑦菱形脸：这种脸型颧骨高宽，做发型时重点考虑颧骨突出的地方，用头发修饰一下前脸颊，把额头头发做蓬松拉宽额头发量，如毛边发型、短穗发等。

2. 根据体型选择发型 根据身材的不同应选择适合的发型。

短小身材，给人以小巧玲珑的印象，从整体比例上，应注意长度印象的建立，不宜留长发，也不宜把头发搞得粗犷、蓬松，可利用盘发增加高度；瘦高身材是比较理想的身材，但是缺乏丰满感，为了弥补这些不足，可选择留长发，不宜盘高发髻，也不宜将头发削剪得太短；矮胖身材的人在发型上要强调整体发式向上，可选用有层次的短发、前额翻翘式等发型，不宜留长波浪、长直发；高大身材的人应努力追求大方、健康、洒脱的美，减少大而粗的印象，以留简单的短发为好，但对直长发、长波浪、束发、盘发、中短发式也可酌情运用，切忌发型花样繁复、造作。

另外，选择发型还要注意颈部的特点。颈部长的人适合稍长的、波浪大的发型；颈部短的人要把头发从颈部向后梳，把后面的头发梳得完整一些，让颈部暴露出来，使颈部显得长些。

除此之外还应根据个人的年龄、性格、气质，以及季节、时间、地点的不同而选择与之相适合的发型，并能最大程度地切合主题，呈现自己最完美的一面。

作为一名护理工作者，发型的选择要以便于工作、方便护理操作和服务患者为优先，不可过度地追求花哨。从审美角度和工作实际出发，女护士既可以留长发，也可以留短发。如果是短发，长度应前不过眉、侧不过耳、后不过领，以齐耳垂下沿为好；如果是长发，操作的时候发不可过肩，更不可披头散发，可用一些发饰来固定头发，发卡、头花、网套等应选与头发同色系的，尽量以素雅大方的黑、蓝等色为主色调，避免使用颜色亮丽、式样夸张的发饰给患者带来不良的刺激。男护士不宜留鬓角和剃光头。在合适的时间、合适的地点选用适合的发型，能够起到修饰脸型、协调体型的作用，让人觉得更加端庄文雅、美观大方，而且合适的发型修饰也会让患者对护理工作、治疗有信心，从而更好地促进患者的康复。

二、面部的保养与修饰

在很大程度上，人们对于仪容的第一印象指的是人的面容，面部修饰在仪容修饰中有着举足轻重的地位。它对于护理工作者同样重要，由于护士职业的特殊性，经常要上夜班导致生活、工作无规律，加上年龄等不可抗拒的自然因素，大部分护理工作者的容貌逐渐变得比同龄人暗淡、憔悴、松弛，因此需要进行必要的修饰。护士面部修饰是以给人洁净、大方的视觉享受为主要原则。

1. 眼睛 眼睛是人际交往中第一被人注视的地方，因此眼部的修饰在面部修饰时也是最应被关注的。眼睛要注意保洁，如有分泌物应及时清除；如需戴眼镜，应选择舒适、美观和安全的眼镜，应及时清理镜片上的污垢；如患有眼疾且有传染病，应自觉回避一些社交活动。在室内时，勿佩戴太阳镜，以免给人以拒之千里之外的感觉或者被误认为有眼疾。眉毛可根据个人的脸型、眉形轮廓进行定期修整和适当修饰，但不提倡纹眉。

2. 耳鼻 每日在进行日常梳洗时，耳鼻部的清洗经常会被忽略，应经常清洗，定期清除耳垢和黑头，但不可过于频繁。很多女性喜欢在耳朵上夹、戴很多饰物，而护理工作者中又以女性居多，因此在护理工作的时候应切记尽量避免佩戴过多的饰品。鼻腔应保持清洁，不堵塞鼻孔，不随处吸鼻子、擤鼻涕，更不当众挖鼻孔。当由于感冒等原因必须要擤鼻涕时应尽量使用纸巾等协助并背人，尽量不发出声音。鼻毛、耳毛长于所在鼻腔、耳道时，应及时进行修剪，但不能当众去拔。

3. 口 应保持口腔清洁无味，每天定时刷牙，餐后漱口，每次需认真刷牙3 min，经常用漱口液、牙线等多种方式清洁牙齿。在上班或者外出应酬之前忌食气味刺鼻的荤腥类食物，如烟、酒、葱、蒜、韭菜、香菜等。由于胃肠等疾病引起口腔异味者，应注意不要近距离与人说话，保持唇部的清洁、湿润。同时应避免发出异响，类似哈欠、呃逆、喷嚏、吐痰等。男士必须定期剃须，保持清爽、干净的形象。

4. 颈部 女人的另一张脸，也是日常梳洗时常常被忽视的部位，应特别注意颈部的清洁保养，特别是耳后和颈部。化妆时，也应注意颈部肤色的适当修饰，以免与面部反差太大，产生反效果。

三、身体修饰

身体修饰主要包括手臂部的修饰和腿脚部的修饰。

1. 手臂部的修饰 “手如柔荑，指如青葱”，诗经中用这样美丽的诗词描述女子的手白皙嫩滑，手臂部在社交活动中也常被视为是人的“第二张面孔”。手是接触他人和物体最多的地方，在护理工作中，护士用手操作和为患者提供服务的机会也很多，因此，每一名护理工作者都有必要关注自己手臂部的修饰。应做到勤洗手，时刻保持手的清洁，在外人面前不可显露腋毛，当穿暴露腋窝的衣服时，需脱去或剃去腋毛。在接触患者前后或接触不同的患者之间都要洗手，必要时还必须进行消毒。指甲应定期修剪，长度以不超过手指指尖为宜，作为一名护理工作者，更不能留长指甲，长指甲藏有污垢，护理患者的时候可能会增加感染的可能性，这也是手卫生一直是医院感染管理重点的原因。手臂部可做适当修饰，但不得涂抹彩色指甲油，不得戴手镯、戒指等饰品，这些会使患者产生不舒适的感觉，会影响护士、科室、医院的形象。同时也要注意手臂部保养，洗手时选择品质好的洗手用品，并涂抹护手霜，避免接触刺激性强的物品，如需接触则要戴手套。

2. 腿脚部的修饰 常说“医生动动嘴，护士跑断腿”。要保持腿脚部的清洁卫生，护士的鞋一定要选择舒适、透气性好，与服装相配的浅色鞋；鞋袜都要勤洗勤换，不穿残破有异味的袜子，如果担心袜子破损，可在办公室或随身携带的包里装上备用袜子。不可在他人面前脱鞋、趿拉鞋、穿脱整理袜子甚至抠脚。一般来说，在正式场合男士着装不能暴露腿部，即不允许穿短裤；女士应穿长裤或裙子，裙子长度须在膝盖以下，光脚穿鞋是不被允许的，太过暴露的鞋子也不合适，如拖鞋、镂空鞋、凉鞋、无跟鞋等都难登大雅之堂。护士上班期间应穿规定的统一配发的工作鞋，着裙装时，工作装应全部遮盖裙装，搭配浅色或肤色的长袜为宜，并时刻保持清洁。

第三节 表情仪容

重点：本节的表情仪容的各分项为重点，并需掌握各修饰方法。

面部表情，简称表情，它是指在神经系统的控制下，面部肌肉及各种器官进行的运动，以及面部在外观上所呈现出的某种特定的形态，是人类无声的语言，能直观地、形象地、真实可信地反映人们的思想情感，人们通常称之为“身体语言”或者“肢体语言”。人的内心感情无论怎样掩盖也无法控制它从面部流露出来，人的一招一式、一举一动都会带着内心情感的因素，如高兴时“眉开眼笑”，得意时“眉飞色舞”，愉快时“眉舒目展”，激动时“欢呼雀跃”等等。国外有研究指出，人的感情全部表达＝7％语言＋38％声音＋55％表情，可见表情在人与人的沟通中占有重要位置。在护士与患者的沟通过程中，护士内心美好的情感、对患者和蔼的态度往往都是通过面部表情传达给对方的。可见，护士的面部表情在塑造护士形象美的过程中也是至关重要的。

一、眼神

眼睛是心灵的窗口，只有内心美好的人，才会有清澈的目光。双方眼睛相互注视时，它能最明显真实地反映出个体的内心活动，好似一面镜子完整地映射出自己的心理波动。一个眼神呆滞、表情木讷的人说明他的内心也是发呆麻木的，相反，一个眼神灵动、顾盼自如的人也说明他内心的灵敏和活力。而且不同的眼神、眼神视线方向的不同、相互注视时间的长短能更详细地识别出对方内心的信息。人们可以有意识地控制自己的语言，但却往往很难控制自己的眼神。眼神的构成要素一般包括时间、部位、角度、方式等。①时间：注视对方时间的长短十分重要，当注视对方时间不到全部相处时间的 1/3 时，则表示轻视；注视时间在 1/3 左右，一般表示友好；注视时间在 2/3 左右，则表示重视、有兴趣；注视时间超过 2/3 时，则表示敌意，有挑衅之意。②部位：一般情况下，与患者沟通交流时，常规的注视部位是双眼，表示聚精会神、重视对方，它又称“关注型注视”。在公共场合一般注视的部位有额头、眼及口部，头顶、胸部、大腿及脚部为不宜注视的部位。③角度：常规角度有平视、斜视、仰视、俯视。一般平视表示友好；如果是晚辈和长辈之间交流可采用仰视，以表示尊重、敬畏之意；俯视和斜视则表示对他人的轻蔑和歧视，这都是失礼的表现，应避免使用。④方式：注视他人的方式有很多种，常规的有直视、凝视、注视、盯视、扫视、窥视、眯视、环视等。一般采用的注视方式是直视和凝视，表示认真、专注、尊重对方，其他方式不宜采用或忌用。

护士在工作中应学会准确运用眼神，把握好眼神交流的方式和途径往往会起到事半功倍的护理效果。要注意，当患者心情沉重时，表现出焦虑、恐惧的时候，护士给予温和、镇定的目光，会使患者感到安慰；当倾听患者谈话的时候，多给予正视关注的目光，以表示对他的重视和爱护；注视患者的时间应不少于谈话时间的30%，也不要超过60%，如果是异性，时间不要超过10 s；注视时应将目光停留在对方的凝视区域（两眼到唇心的一个倒三角形区域）等等。这些目光对患者来讲就好比冬天的阳光汇成一股暖流，倾入患者的心田。患者透过护士的目光看到的是护士的善解人意和豁达宽广的胸怀，也愿意把所有的烦恼向护士倾诉，以得到护士的指引和帮助。

二、笑容

笑容，即人们在笑的时候所呈现出的面部表情，它通常表现为脸上露出喜悦的表情，有时还会伴以口中发出欢喜的声音。笑有多种，包括含笑、微笑、轻笑、浅笑、大笑、狂笑等，不同的笑表达着不同的情感。其中微笑是最自然大方的、最有吸引力和最有价值的面部表情。发自内心的微笑应具备真诚、自然、适度、适宜这四个特点。

真诚的微笑是世界上最美好的语言，它无须翻译，世人皆知，很容易使双方产生心灵的共鸣。真正的微笑应发自内心，渗透着自己的内心情感，表里如一，具有感染力，被视为“参与社交的通行证”。在病房里，与患者大方地微笑，即使是初次见面，也好像见到老朋友一样，创造一个温馨、和谐的环境，有助于护理工作的顺利进行。不管是在工作岗位还是在平时的社交场合，微笑都是礼貌待人的基本要求。

第四节 仪容礼仪实训

一、实训目的

通过对护理专业学生仪容礼仪的训练，让护生从接触护理专业学习初就养成塑造良好职业形象的习惯，展示护理工作的美，体现护理工作的规范性。

(1) 掌握正确的眼神礼仪、微笑礼仪和基本的化妆技巧。

(2) 体会运用眼神和微笑进行交流的好处。

(3) 能够化出一份得体的职业淡妆。

二、实训方法

集中讲解，视频学习，分组练习，小组竞赛。

三、实训课时

2学时。

四、要求

(1) 按照一名正式入职护士的着装要求,服装干净、整洁。

(2) 在进行分项、分组练习的基础上,以小组为单位进行竞赛,最后评选出“十佳天使”。

五、实训内容

(一) 目光凝视

凝视是人与人沟通时最为适宜的注视方式。根据人们交往中活动内容的不同,人的目光凝视区域也不尽相同,一般可以划分为以下三种情况。①公务凝视区域:以两眼为底线,额中为顶角形成的三角区。这种凝视显得严肃认真,对方也会觉得你有诚意,容易把握住谈话的主动权和控制权。②社交凝视区域:两眼为上线、唇心为下顶角所形成的倒三角区。这种凝视可以给人一种平等和轻松感,能创造出一种良好的社交气氛。③亲密凝视区域:双眼到胸部之间。这是亲人、恋人、家庭成员之间使用的一种凝视,往往带着亲昵、爱恋的感情色彩,所以非亲密关系的人不应使用这种凝视,以免引起误解。

(二) 微笑

不管是在工作岗位还是在平时的社交场合,微笑都是礼貌待人的基本要求。对称性的、嘴角上翘的、发自肺腑的微笑是最真诚的微笑!

第一阶段:放松肌肉。放松嘴唇周围肌肉是微笑练习的第一阶段,又称“哆来咪练习”,从低音哆开始,到高音哆,大声地、清楚地将每个音说三次。一个音节一个音节地发音,而不是连着练,发音练习的时候注意嘴型。

第二阶段:给嘴唇肌肉增加弹性。形成笑容时最重要的部位是嘴角,如果能锻炼好嘴唇周围的肌肉,可使嘴角的移动变得干练好看,同时也可以有效预防皱纹。整体表情就会给人有弹性的感觉,不知不觉就会显年轻。伸直背部,坐在镜子前面,反复练习最大地收缩或伸张。张大嘴使嘴周围的肌肉最大限度地伸张,能感觉到颚骨受刺激的程度,并保持这种状态10 s。闭上张开的嘴,拉紧两侧的嘴角,使嘴唇在水平上紧张起来,并保持10 s。然后慢慢地聚拢嘴唇,出现圆圆地卷起来的嘴唇聚拢在一起的感觉时,保持10 s。保持微笑30 s。反复进行这一动作3次左右。也可采用咬筷子训练微笑法进行练习:①用上、下两颗门牙轻轻咬住筷子,看看自己的嘴角是否已经高于筷子;②继续咬着筷子,嘴角最大限度地上扬,也可以用双手手指按住嘴角向上推,上扬到最大限度;③保持上一步的状态,拿下筷子,这时的嘴角就是你微笑的基本脸型,能够正好看到上排8颗牙齿即可;④再次轻轻咬住筷子,发出“咿”的声音,同时嘴角向上、向下反复运动,持续30 s;⑤拿掉筷子,对着镜子观看自己微笑时的基本表情，双手托住两颊从下向上推，并要发出声音，反复数次；⑥放下双手，同上一个步骤一样数"1、2、3、4"，也要发出声音。重复 30 s 结束。

第三阶段：形成微笑。这是在放松的状态下，练习笑容的过程，练习的关键是使嘴角上升的程度一致。如果嘴角歪斜，表情就不会太好看。练习各种笑容的过程中，就会发现最适合自己的微笑。微笑按大小程度可分为小微笑（把嘴角两端一起往上提，给上嘴唇拉上去的紧张感，稍微露出 2 颗门牙，保持 10 s 之后，恢复原来的状态并放松）、普通微笑（慢慢使肌肉紧张起来，把嘴角两端一起往上提，给上嘴唇拉上去的紧张感，露出 6 颗左右上门牙，眼睛也笑一点。保持 10 s 后，恢复原来的状态并放松）、大微笑（一边拉紧肌肉，使之强烈地紧张起来，一边把嘴角两端一起往上提，露出 10 颗左右的上门牙，也稍微露出下门牙，保持 10 s 后，恢复原来的状态并放松）三种。

第四阶段：保持微笑。一旦寻找到满意的、适合的微笑，就要进行至少维持那个表情 30 s 的训练。

第五阶段：修正微笑。

第六阶段：修饰有魅力的微笑。伸直背部和胸部，用正确的姿势在镜子前面边敞开笑，边修饰自己的微笑。

（三）化妆

化妆是人们利用工具与色彩描画面容，在面貌外型上改变形象的一种手法。从广义上来说，化妆是指对人的整体造型，包括面部化妆、发型、服饰等的改变；从狭义上来说，化妆只是针对人的面部修饰，就是对面部轮廓、五官、皮肤作"形"和"色"的处理。化妆是为了扬长避短，彰显相貌的优点，遮盖面貌的瑕疵。护士作为一名职业女性，进行必要的仪容修饰是应当的，应坚持自然清雅的淡妆上岗，是自尊自爱、热爱生活的表现，也会让患者感觉舒服，能增强患者战胜疾病的信心。脸部化妆是美容化妆中最重要的一步，脸部化妆的内容包括对眉、眼、耳、鼻、唇等部位的修饰。

化妆大体上应分为洁面、打底妆、画眼妆、上腮红、画唇彩几个步骤。

1. 洁面 主要是根据脸部不同的肤质选择不同的洁面乳进行清洁。先用温水洗脸，使毛孔张开，然后用洁面乳均匀洗脸，按摩脸部几分钟之后用温水洗清，洗完后要特别注意检查一下发际是否有洁面乳未洗去，最后用冷水拍脸，使毛孔紧缩。洗完后用毛巾擦干，拍化妆水。洗完脸后 30 s 到 2 min，是使用保湿品或化妆水的最佳时机，因为它们能将皮肤内的含水量瞬间提高。涂抹时要从眼睛周围、脸颊等容易干燥的地方开始，涂抹均匀，最后用手掌轻轻按压帮助吸收。再抹一层乳液或者润肤液，使面部充分滋润，即可算洁肤完成。或还可在正式化妆前，打一层隔离霜或乳，起保护作用。

2. 打底妆 打底妆又称打底。底妆是护肤程序的最后一步和完美化妆的第一步，它可以掩饰面部皮肤的瑕疵，令肤色更加均匀。底妆的好坏，会直接影响到后面所有的妆容。脸颊用接近肤色的粉底，整体妆容会更加自然。眼部在涂上眼霜后也要上粉底，这样眼妆可以更持久，易上色。脖子上也要适当涂抹，不要与脸部形成分界，脸上有雀斑或痘印的最好用有遮盖力的粉底，还可以用遮瑕膏。基本原则就是要与肤色相近。

3. 画眼妆 眼睛是脸部最动人之处，所以眼妆通常被认为是化妆的灵魂。一般遵循画眉、画眼影、画眼线、涂睫毛液的步骤。画眉时按“三点一线”和“眉的长度与眉峰”的方法找出眉头、眉峰和眉尾的位置。用眉笔的笔尖顺着眉毛生长的方向逐笔描画。眼影是要将不同的颜色和谐地搭配起来，让眼睛看起来生动而富有魅力。晕染是涂眼影的基本手法，作为一名护理工作者，尽量使用单色类棕色眼影，不可太过夸张和亮丽，也可根据场合主题的不同选择不同的眼影晕染方法。画眼线时把眼线笔的笔尖或蘸取了眼线液的眼线扫贴近睫毛的根部，来回仔细地横画。虽然只是简单的一条眼线，却会给人以睫毛浓密、眼睛轮廓清晰的感觉，为眼部增添更多神韵。睫毛液的使用可以让眼睫毛变得长而浓密，让眼睛看起来又大又有神。涂睫毛液时，先从睫毛的中间部位开始涂，然后涂眼梢，最后涂内眼角。用手水平拿着睫毛刷，放在睫毛根部左右轻轻摆动，一根一根从根部到梢部小心地涂抹。颜色的选择尽量以大方为主。画好眼妆之后注意保护，否则很容易晕开，如果是在正式场合，可找适当的时间到卫生间进行必要的检查和重新修饰。

4. 上腮红 上腮红就是运用胭脂为皮肤增添活力，使整张脸看上去自然、富有立体感，同时还可以掩盖皮肤的瑕疵。正确的做法是先用化妆刷蘸取适量的胭脂粉，用由内向外画圈的手法从脸颊上颧骨突出来的部位向耳处轻轻涂抹。胭脂的标准位置应该在颧骨上，就是笑时面颊自然隆起的部位。一般情况下，胭脂向上不可高于外眼角的水平线；向下不得低于嘴角的水平线；向内不超过眼睛的 1/2 垂直线。当然，胭脂具体的位置和形状要根据脸型和化妆造型的具体情况来确定。上好腮红之后，以定妆粉定妆，可吸汗，并避免脱妆，扑粉时量不可过多，颈部也要记得扑。

5. 画唇彩 画唇彩是化妆中的点睛之笔。上唇线先画唇峰，然后由嘴角向中间描画；下唇线则先画唇底边，然后由嘴角向中间描画。唇线能够勾勒和修饰唇形使双唇看起来丰满立体，同时有助于防止唇膏化开，使之长久保持。画唇线时，可先在唇周围画点，确定唇峰和对应的下唇边的位置，然后将这些点与嘴角平滑地连起来。画唇彩之前先涂一层透明润唇膏更易于上色。化完妆后要检查唇膏是否沾到了牙齿上。

到此，整个化妆完成，但是过多地使用化妆品对皮肤是百害而无一利的，卸妆是需要特别强调的，因为往往在精致的妆容背后，卸妆的重要性容易为大家所忽视。化妆品残留在皮肤上过久，会造成毛孔堵塞，阻碍皮肤正常的新陈代谢，从而导致肤色晦暗、长暗疮等问题。因此，彻底卸妆是美丽肌肤的第一步。

（四）御妆

1. 眼部卸妆 睫毛、眼线、眼影、眉毛处都应进行仔细而充分地卸妆，用化妆棉蘸上卸妆液，令卸妆液充分接触眼部各处，擦洗之后，稍待片刻，用蘸取了卸妆液的棉棒，再次仔细清除，反复多次，直至擦净为止。

2. 面部卸妆 取适量的面部卸妆液，分别点于额头、脸颊、鼻子和下巴。将手润湿，按照洁肤的手法在脸上做螺旋形按摩，使卸妆液很好地与皮肤表面的化妆品融合，将化妆品彻底清除。不要忽略鼻翼周围、额头发际处及脸部边缘等细微的部位，一定要认真、细致地轻轻按摩。用面巾纸或化妆棉将脸部的卸妆液轻轻擦拭干净，最后用清水冲洗干净。卸完妆后，再进行日常的皮肤护理步骤。

3. 唇部卸妆 用浸满卸妆液的化妆棉贴在唇部 3 s 让口红油脂渐渐溶解，由一边嘴角向另一边嘴角擦。然后咧开嘴，用浸有卸妆液的棉棒沿唇的纹理把渗到唇纹当中的唇膏彻底清洁干净。

六、实训方法

（一）凝视训练

第一阶段：2 人一组，面对面坐着，分为观察者和被观察者。被观察者一直闭眼，可以分享自己的情绪、想法、念头等；观察者先闭眼然后睁眼，凝视对方，同时感受此时自我的内在体验，但观察者不可开口说话，被观察者期间可自由移动，跟着身心感觉走，时间为 5～6 min。

第二阶段：10 人一组，围成一个圆圈坐着，分为观察者和被观察者。被观察者一直闭眼，可以分享自己的情绪、想法、念头等；观察者先闭眼然后睁眼，凝视对方，同时感受此时自我的内在体验，但观察者不可开口说话，被观察者期间可自由移动，跟着身心感觉走，时间为 3 min。

第三阶段：（闭眼）了解对方听到下面几句探测句的感受，是接受还是不接受，为什么？被观察者如果认同观察者所述句子可点头，不认同可不点头，直至想通了再认可点头。

看别人时，看别人是 ok 的？你可以看见别人？真正地看见别人？

看自己时，被别人看是 ok 的？别人可以看到我？看到真正的我？

（二）微笑训练

2 人一组练习，互相纠正，每位同学为对方拍摄一张最美的微笑作为作业。

（三）基本化妆技巧训练

2 人一组从护肤开始练习，互相找问题，共同进步，每人各拍摄一张妆前、一张妆后照片，进行对比。妆容合适且对比明显者得分高。

三个项目按 30%、40%、30%的比例，选出前十，作为“十佳天使”。

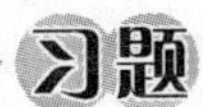

一、简答题

1. 仪容修饰主要包括哪几个方面？

二、单项选择题

1. 护士在为新患者进行健康教育时，应(　　)患者。

A. 凝视　　B. 盯视　　C. 扫视　　D. 窥视　　E. 眯视

2. 护士查房时与患者进行日常沟通，眼神应注视患者的(　　)。

A. 以两眼为底线、额中为顶角形成的三角区

B. 两眼为上线、唇心为下顶角所形成的倒三角区

C. 双眼到胸部之间

D. 双眼

E. 鼻尖到下颌

3. 医生在与患者签署术前同意书，并告知关于手术的一些流程、风险时，眼神应注视患者的(　　)。

A. 以两眼为底线、额中为顶角形成的三角区

B. 两眼为上线、唇心为下顶角所形成的倒三角区

C. 双眼到胸部之间

D. 双眼

E. 鼻尖到下颌

三、社会实践

每位同学为自己身边的人拍摄五张最美的微笑图片。

（王　娟）

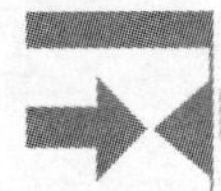

第三章 护士服饰礼仪

学习目标

知识目标：1. 说出着装的基本原则。

2. 说出护士工作着装的基本要求。

技能目标：能够根据不同时间、地点和场合搭配适宜的服装与饰品。

社会目标：1. 能够深切体会服饰礼仪对塑造个人及团队形象的重要意义。

2. 能够认识到规范的职业着装对提升护士职业形象的重要性。

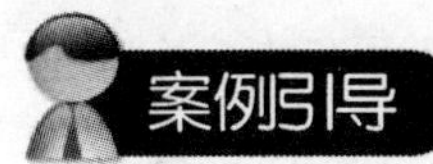

案例引导

某医院招聘护士，由于待遇优厚而吸引了大批应聘者，护理系毕业的小张同学前往面试。她的背景材料十分优秀，大学四年学业成绩在班级名列前茅，还斩获过学校“演讲比赛”、“护理技能比赛”、“校园歌手比赛”等各种赛事的优胜奖项。小张五官端正，身材高挑、匀称。面试时招聘者拿着她的材料等她进来。小张穿着迷你裙，露出藕段似的大腿，涂着鲜红的唇膏，轻盈地走到考官们面前笑眯眯地等着问话。孰料三位招聘者互相交换了一下眼色，主考官随即说：“张小姐请回去等通知吧。”她喜形于色：“好！”挎起小包飞跑出门。

思考：1. 招聘者依据什么迅速给出了判断？

2. 小张能等到录用通知吗？为什么？

服饰是一种文化，它反映了一个民族的文化水平和物质文明发展的程度。人际交往中，服装被视为“人体的第二肌肤”、“人体包装”，在某种意义上恰似每个人手持一张无言的名片，时时刻刻向交往对象传递着各种信息，标志着自己的身份。伟大的英国作家莎士比亚曾指出：“一个人的穿着打扮，就是他的教养、品位、地位的最真实的写照。”

作为一名护士，工作时或非工作时的服饰，如同一面镜子，既反映了护士自身的职业形象、内在素养，又映射出所在单位的精神面貌、规范化管理水平。因此了解一般的服饰礼仪和学习职业服饰的礼仪规范是职业的需要。

第一节　普通服饰礼仪

一、着装的基本原则

TPO 原则及其要求。

(一) TPO 原则

TPO 是英文 time,place,object 三个单词首字母的缩写。T 代表时间、季节、时令、时代;P 代表地点、场合、职位;O 代表目的、对象。着装的 TPO 原则是世界通行的着装打扮的最基本的原则,它要求人们的服饰应力求和谐,以和谐为美。着装要与时间、季节相吻合,符合时令;要与所处场合、环境,与不同国家、区域、民族的不同习俗相吻合,符合着装人的身份;要根据不同的交往目的、交往对象选择服饰,给人留下良好的印象。

根据 TPO 原则,着装应该注意以下两点。

着装应该注意:①着装应与自身条件相适应;②着装应与职业、场合、交往目的和对象相协调。

1. 着装应与自身条件相适应　选择的服装首先应该与自己的年龄、身份、体形、肤色、性格和谐统一。年长者、身份地位高者,选择服装款式不宜太新潮,款式应简单,而面料、质地则应讲究一些。青少年着装则着重体现青春气息,朴素、整洁为宜,清新、活泼最好。形体条件对服装款式的选择也有很大影响。身材矮胖、颈粗脸圆者,宜穿深色低"V"形领或大"U"形领套装。而身材瘦长、颈细长、长脸型者,宜穿浅色、高领或圆形领服装。脸方者则宜穿小圆领或双翻领服装。身材匀称、形体条件好、肤色也好的人,着装范围则较广,可谓"浓妆淡抹总相宜"。

2. 着装应与职业、场合、交往目的和对象相协调　工作时间着装应遵循端庄、整洁、稳重、美观、和谐的原则,能给人以愉悦感和庄重感。正式社交场合,着装宜庄重大方,不宜过于浮华。参加晚会或喜庆场合,服饰则可明亮、艳丽一些。节假日休闲时间着装应随意、轻便些,西装革履则显得拘谨而不适宜。家庭生活中,着休闲装、便装更益于与家人之间沟通感情,营造轻松、愉悦、温馨的氛围。与外宾、少数民族相处时,要注意尊重他们的习俗、禁忌。

总之,着装最基本的原则是体现和谐美,上、下装呼应和谐,饰物与服装色彩和谐,与身份、年龄、职业、肤色、体形和谐,与时令、季节环境和谐等。

(二) 色彩搭配原则

服饰的美是款式美、质料美和色彩美三者完美统一的体现,形、质、色三者相互衬托、相互依存,构成了服饰美统一的整体。而在生活中,色彩美是最先引人注目的,因为色彩对人的视觉刺激最敏感、最快速,会给他人留下很深的印象。

服装的色彩搭配原则:①同类色搭配原则;②近似色相配原则;③主色搭配原则。

1. 服装的色彩搭配原则

(1) 同类色搭配原则:即由色彩相近或相同,明度有层次变化的色彩相互搭配造成一种统一和谐的效果,如墨绿配浅绿、咖啡配米色、深红配浅红等。同类色搭配的服装显得柔和、文雅。在同色搭配时,宜掌握上淡下深、上明下暗的原则。这样整体上就有一种稳重、踏实之感。

(2) 相似色搭配原则：色彩学把色环上大约九十度以内的邻近色称之为相似色，如蓝与绿、红与橙。相似色搭配时，两个色的明度、纯度要错开，如深一点的蓝色和浅一点的绿色配在一起比较合适。

(3) 主色搭配原则：指选一种起主导作用的基调和主色，相配于各种颜色，造成一种互相陪衬、相映成趣之效。采用这种配色方法，应首先确定整体服饰的基调，其次选择与基调一致的主色，最后再选出多种辅色。主色调搭配如选色不当，容易造成混乱感，有损整体形象，因此使用的时候要慎重。

2. 服装色彩选择应考虑的因素

服装色彩选择应考虑的因素：①服色与年龄；②服色与体形；③服色与肤色；④服色与性格。

(1) 服色与年龄：年轻人的穿着可鲜艳、活泼和随意一些，这样可以充分体现年轻人朝气蓬勃的青春美；而中老年人的着装则要注意庄重、雅致、含蓄，体现其成熟和端庄，充分表现出成熟之美。但无论何种年龄段，只要着装与年龄相协调，都可以显示出其独特的韵味。

(2) 服色与体形：体形高大的人在服装的选择与搭配上，要注意服色宜选择深色、单色为好，太亮、太淡、太花的色彩都有一种扩张感，使着装者显得更高、更大。

体形较矮的人服色宜稍淡、明快柔和一些，上、下色彩一致可以造成修长之感。

体形较胖的人在服色的选择上，应以冷色调为好，过于强烈的色调就更显得胖。

体形偏瘦的人服色选择应以明亮、柔和为好，太深、太暗的色彩反而显得瘦弱。

(3) 服色与肤色：肤色影响服饰配套的效果，也影响服装及饰物的色彩。但反过来，服饰的色彩同样作用于人的肤色而使肤色发生变化。

一般认为，肤色发黄或略黑、粗糙的人在选择服色时应慎重。服色的调子过深，会加深肤色偏黑的感觉；反之，也不宜用调子过浅的服色，色泽过浅，会反衬出肤色的黝黑，同样会令人显得暗淡无光。这种肤色的人最适宜选用的是与肤色对比不强烈的粉色系、蓝绿色。最忌色泽明亮的黄、橙、蓝、紫或色调极暗的褐色、黑紫、黑色等。

肤色略带灰黄者则不宜选用米黄色、土黄色、灰色的服色，否则会显得精神不振和无精打采。

肤色发红则应配用稍冷或浅色的服色，但不宜使用浅绿色和蓝绿色，因为这种强烈的色彩对比会使肤色显得发紫。

(4) 服色与性格：不同的性格需要由不同的色彩来表现，只有选择与性格相符的服色才会给人带来舒适与愉快。性格内向的人，一般喜欢选择较为沉着的颜色，如青、灰、蓝、黑等；性格外向的人，一般以选用暖色或色彩纯度高的服色为佳，如红、橙、黄、玫瑰红等。

各种颜色代表的意思：

① 红：活跃、热情、勇敢、爱情、健康、野蛮。

② 橙：富饶、充实、未来、友爱、豪爽、积极。

③ 黄：智慧、光荣、忠诚、希望、喜悦、光明。

④ 绿：公平、自然、和平、幸福、理智、幼稚。

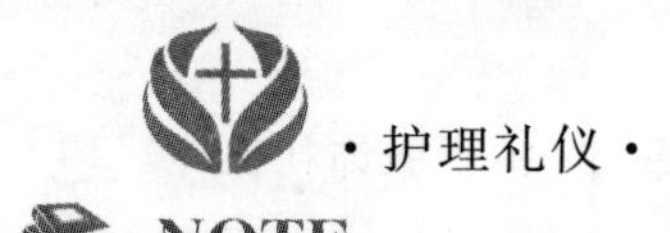

⑤ 蓝:自信、永恒、真理、真实、沉默、冷静。

⑥ 紫:权威、尊敬、高贵、优雅、信仰、孤独。

⑦ 黑:神秘、寂寞、黑暗、压力、严肃、气势。

⑧ 白:神圣、纯洁、无私、朴素、平安、诚实。

二、饰品搭配

(一) 饰品搭配原则

饰品搭配原则:①数量原则;②质地原则;③色彩原则;④身份原则;⑤体型原则。

1. 数量原则 戴首饰时,数量上的规则是以少为佳。在必要时,可以一件首饰也不佩戴。若有意同时佩戴多种首饰,其上限一般为三,即不应当在总量上超过三种。除耳环、手镯外,最好不要使同时佩戴超过一件的同类首饰,新娘可以除外。

2. 质地原则 戴首饰时质地上的规则是争取同质。若同时佩戴两件或两件以上首饰,应使其质地相同。戴镶嵌首饰时,应使其被镶嵌物质地一致,托架也应力求一致。这样做的好处是能令其总体上显得协调一致。此外还需注意,高档饰物,尤其是珠宝首饰,多适用于隆重社交场合,但不适合在工作、休闲时佩戴。

3. 色彩原则 戴首饰时,色彩上的规则是力求同色。若同时佩戴两件或两件以上首饰,应使其色彩一致。戴镶嵌首饰时,应使其主色调保持一致。千万不要使所戴的几种首饰色彩斑斓,把佩戴者打扮得像一棵“圣诞树”。

4. 身份原则 戴首饰时,身份的规则是要令其符合身份。选戴首饰时,不仅要照顾个人爱好,更应当使之服从于本人身份,要与自己的性别、年龄、职业、工作环境保持大体上的一致。气质文静的女士不要戴过于夸张和象征意义太浓的首饰,否则会使别人产生错乱感。

5. 体型原则 选择首饰时,应充分正视自身的形体特点,努力使首饰的佩戴为自己扬长避短。避短是其中的重点,扬长则须适时而定。切忌用首饰突出自己身体中不太漂亮的部位。如脖颈上有赘肉和褶皱的女士,就不适合戴太有个性色彩的项链,以免招至别人过多的关注;手指欠修长丰润的,不要戴镶有大宝石或珍珠的戒指。

(二) 常用饰品搭配技巧

1. 项链

(1) 项链与脸型的搭配。

椭圆形脸:这种脸型在首饰的佩戴上,几乎各种款式都能与之相配,同样,各种款式的项链也都适合椭圆形脸的人佩戴。

圆脸:为了塑造出脸部长度增加、宽度减少的视觉效果,圆脸型的人应选择长形的项链,利用长项链的“V”形效果装饰,拉长脸部线条。最佳的长度是在锁骨到胸部中间,可以让你的颈部线条更美。这种脸型不要戴贴颈式的,或是链子太粗、太复杂的。

方脸:这种脸型要选择形状圆滑的坠饰,如水滴形、椭圆形或长弧形的项链,能缓和脸部的角度。材质上可以选择柔软一点的,如珍珠项链、缎带项链等,可以柔软过于阳刚的脸部线条。项链要长于锁骨，也能利用长短混搭，例如一条及胸的珍珠串链，加上一个点缀在锁骨间的金属坠饰，就会形成一种优美的比例搭配。脖子较短的人，项链长度选择在锁骨以下，胸部的中间以下位置会很好看。

倒三角形脸：这种脸型很适合佩戴短链、项圈等任何佩戴起来能够产生“圆形效果”的项链，尤其是有圆形珠子的，更能够产生“圆形效果”，可以增加瓜子脸美人下巴的分量，让脸部线条看起来比较圆润、丰满。要避免佩戴角度十分明显的首饰，如正三角形、六角形的项链。

长脸：这种脸型可佩戴圆形、横向设计的首饰，它们弧线优美的特点能够巧妙地增加脸部线条。另外，长脸形的人比较适合佩戴具有“圆润效果”的项链，像传统的珍珠、宝石串珠式的项链就是比较理想的选择。

菱形脸：这种脸型最适合的就是简单却亮眼的饰品，例如长形的单钻项链。

(2) 项链与颈型的搭配。

颈部短者：要选择稍细长的项链或珠子，如从大到小逐渐而上的塔形项链，这样在视觉上能增加颈部的长度，切忌佩戴较粗的项链。

颈部细长者：可戴贴颈的短项链，尤其以彩色大珠链最适宜。甚至可以用好几条缠绕在一起，营造丰富而具层次的美感。

脸部清瘦且颈部细长者：戴单串短项链，脸部就不会显得太瘦，颈部也不会显得太长了。

脸圆而颈部粗短者：最好戴细长的项链，如果项链中间有一个显眼的大型吊坠，效果会更好。

(3) 项链与年龄的搭配。

一般来说，上了年纪的人以选择质地上乘、工艺精细的金或白金项链为好；而青年人应选用质地和颜色好、款式新的项链为佳。

2. 耳环

(1) 耳环与脸型的搭配。

椭圆形脸：款式选择范围最大，耳环长度最好到下巴，能让丰腴的脸部线条柔中带刚。

耳环要与脸型、肤色、发型、身材相搭配。

圆脸：耳环选择长方形、鞭形、链节形、水滴形、“之”字形、叶片形等结构修长的垂吊式耳环，有平衡圆脸的效果。不要戴大片式或贴耳的耳环。

方形脸：宜选择形状圆滑的耳饰，如水滴形、椭圆形、长椭圆形、弦月形等的耳环就很适合。尽量避免戴耳钉，也不要佩戴方形或者三角形、五角形等线条硬朗的首饰。

倒三角形脸：应避免任何能使颧骨部分变大的耳环，贴耳式的耳钉便是最不适宜的。

长脸：因为脸型过长，宜选择圆润或饱满的饰品，增加耳朵或颈间的分量。像是贴耳式的大宝石耳环、颜色丰富的复古耳环，都会让长脸人看起来更高贵。

菱形脸：适合水滴形、圆形等设计的耳饰。要避免菱形、心形、倒三角形、惊叹号形的耳饰，否则会让下巴显得更尖、更细或有棱有角。

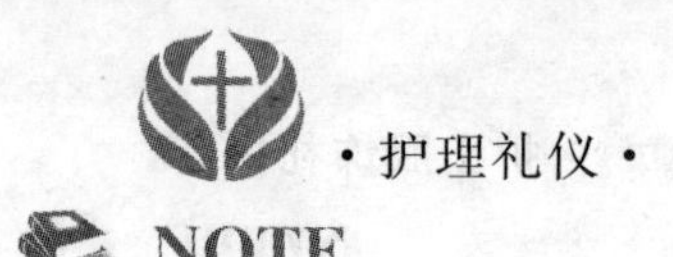

(2) 耳环与肤色的搭配。

肤色较白的人,可选用颜色鲜艳一些的耳环;若肤色为古铜色,则可选用颜色较淡的耳环;如果肤色较黑,选戴银色耳环效果最佳;若肤色较黄,以古铜色或银色的耳环为好。

(3) 耳环与发型的搭配。

高挽起的发型者佩戴长而有坠的耳坠会显得高贵典雅,女人味十足;长发飘飘的女性佩戴狭长而简洁温柔的耳坠会显得漂亮而醒目,且圆润的质地和鲜艳的颜色在发丝的隐约遮掩下也自有美感;短发者应尽量避免耳饰与发尾端同长,不妨选择精致的耳钉。

(4) 耳环与身材的搭配。

身材高瘦者佩戴有丰满感的耳坠或大耳环,魅力很突显;身材矮小者佩戴贴耳式的点形小耳饰,会显得优雅、秀气、玲珑;身材偏胖者最好别选用圆润的圆滚滚类的珍珠耳钉。

3. 手镯与手链的佩戴 如果只戴一个手镯,应戴在左手上;戴两个时可每只手戴一个,也可都戴在左手上,这时不宜戴手表;戴三个时应都戴在左手上,不可一手戴一个,另一手戴两个。手镯套戴,宽宽搭配或者宽窄不一都是不错的搭配原则,但要注意搭配时手镯的颜色和材质,尽量选择颜色一致、材质类似的配在一起。手链一般只戴一条。如果要手镯跟手链一起戴的话,手链戴左手,手镯戴右手。

4. 戒指的佩戴

(1) 戒指与指形的搭配:手指短小者应选用镶有单粒宝石的戒指,如橄榄形、梨形和椭圆形的戒指,指环不宜过宽,选择窄边的即可,这样才能使手指看来较为修长;手指短而扁平者宜戴上蛋形、菱形、长形戒指,会增加其手指的细长感;手指纤细者宜戴宽阔的戒指,如长方形的单粒宝石,会使玉指显得更加纤细圆润;手指丰满且指甲较长者可选用圆形、梨形及心形的宝石戒指,也可选用大胆创新的几何图形。戒指也应与体形、肤色相搭配。身材苗条、皮肤细腻者宜戴嵌有深色宝石、戒指圈较窄的戒指;身材偏胖、皮肤偏黑者宜戴嵌有透明度好的浅色宝石、戒指圈较宽的戒指。

不同位置的戒指表达的含义:戴在食指上表示正在求偶;戴在中指上,表示已在恋爱中;戴在无名指上表示已订婚或已结婚;戴在小指上表示独身或已离婚。

(2) 戒指表达的含义:戒指通过佩戴位置的不同表达不同的含义。所以在佩戴戒指时要细心考虑,以免闹出笑话。大拇指一般不戴戒指;戴在食指上表示尚未恋爱,正在求偶;戴在中指上,表示已在恋爱中;戴在无名指上表示已订婚或已结婚;戴在小指上表示独身或已离婚。

三、职场着装礼仪

西服以其设计造型美观、线条简洁流畅、立体感强、适应性广泛等特点而越来越深受人们青睐,几乎成为世界性通用的服装,可谓男女老少皆宜。西服七分在做,三分在穿。西服的选择和搭配是很有讲究的。选择西服既要考虑颜色、尺码、价格、面料和做工,又不可忽视外形线条和比例。西服不一定必须讲究料子高档,但必须裁剪合体,整洁笔挺。选择色彩较暗、沉稳且无明显花纹的图案,但面料高档些的单色西服套装，适用场合广泛，穿用时间长，利用率较高。

1. 穿着西服应遵循的原则

(1) 西服套装上、下颜色应一致。在搭配上，西服、衬衣、领带其中应有两样为素色。

(2) 穿西服套装必须穿皮鞋，便鞋、布鞋和旅游鞋都不合适。

(3) 配西服的衬衣颜色应与西服颜色协调，不能是同一色。白色衬衣配各种颜色的西服效果都不错。正式场合男士不宜穿色彩鲜艳的格子或花色衬衣。衬衣袖口应长出西服袖口 1～2 cm。穿西服在正式、庄重的场合必须打领带，其他场合不一定都要打领带。打领带时衬衣领口扣子必须系好，不打领带时衬衣领口扣子应解开。

(4) 西服纽扣有单排、双排之分，纽扣系法有讲究。双排扣西服应把扣子都扣好。单排扣西装：一粒扣的，系上端庄，敞开潇洒；两粒扣的，只系上面一粒扣是洋气、正统，只系下面一粒是牛气、流气，全扣上是土气，都不系敞开是潇洒、帅气；三粒扣的，系上面两粒或只系中间一粒都合规范要求，全扣和只扣第三粒不合规范。

(5) 西服的上衣口袋和裤子口袋里不宜放太多的东西。穿西服时内衣不要穿太多，春、秋季节只配一件衬衣最好，冬季衬衣里面也不要穿棉毛衫，可在衬衣外面穿一件羊毛衫。穿得过分臃肿会破坏西服的整体线条美。

(6) 领带的颜色、图案应与西服相协调，系领带时，领带的长度以触及皮带扣为宜，领带夹戴在衬衣第四、五粒纽扣之间。

(7) 西服袖口的商标牌应摘掉，否则不符合西服穿着规范，高雅场合会让人贻笑大方。

(8) 注意西服的保养。保养和存放的方式对西服的造型和穿用寿命影响很大。高档西服要吊挂在通风处并常晾晒，注意防虫与防潮。有皱折时可挂在浴后的浴室里，利用蒸汽使皱折展开，然后挂在通风处。

2. 男士着西服注意“三个三”

男士着西服的“三个三”：三色原则、三一定律、三大禁忌。

(1) 三色原则：全身的颜色不能多于三种，包括上衣、下衣、衬衫、领带、鞋子、袜子在内。

(2) 三一定律：鞋子、腰带、公文包应为同一颜色，且首选黑色。

(3) 三大禁忌：一忌不拆商标，二忌穿夹克打领带，三忌穿错袜子。

3. 女士着西服时要注意“六不”

女士着西服的“六不”：①套装不过大或过小；②不允许衣扣不到位；③不允许不穿衬裙；④不内衣外穿；⑤不随意搭配；⑥不乱配鞋袜。

(1) 套装不允许过大或过小。

(2) 不允许衣扣不到位。

(3) 不允许不穿衬裙。

(4) 不允许内衣外穿。

(5) 不允许随意搭配。

(6) 不允许乱配鞋袜。

第二节 护士着装礼仪

一、护士服的起源和演变

远在公元330年时，护士工作主要由修道院中的女修道士执行，故有“修道派护理”之称。当时的护理被视为宗教活动之一，修道士们并未受过正式的护士训练，仅凭个人经验与奉献精神。当时从事护理工作的除了女修道士外，多为王公贵族妇女，因此，这一阶段没有正式的着装。

南丁格尔首创护士服时，以“清洁、整齐并利于清洗”为原则。

真正的护士服装应该起始于南丁格尔时代，也就是说，19世纪60年代开始有护士服的。南丁格尔首创护士服时，以“清洁、整齐并利于清洗”为原则。样式虽有不同，却也大同小异。此后，世界各地的护士学校皆仿而行之。如美国许多护士学校的服装各具特点，样式不一，且要求在政府注册，彼此不准仿制，并规定不许着护士服上街或外出等。欧洲对护士服的限制则宽松得多。

20世纪初，护士服陆续在我国出现。以后，随着社会的发展与变迁，颜色与样式亦不断完善。当时，我国各地护士学校的服装因风俗不同、气候不一很难一致，但在护士服样式的设计上却都以庄重、严肃为主。因此，护士服不但要体现美观、大方、实用、清洁、合体的特点，而且要体现出护士的职业地位和沉稳、平和的气质。

20世纪20年代的各地医院里，护士与护生服装的区别在于样式相同、颜色不一。护生是蓝色，护士为白色。护士着装时，要求其鞋、袜、裤的颜色均为全白或全黑，并规定护士除佩戴中华护士会特别的别针外，一律不许佩戴首饰。

现代护士服的要求：美观、大方、实用、清洁、合体。

1926年，第八届全国护士代表大会时，代表们讨论并赞成不论男女护士均应戴护士帽并着围腰。那时，北京各医院护士服样为：短白褂，外罩长坎肩(南方称背心)，护生的长坎肩为蓝色，护士为白色。这种服装易做、易洗，但袖口过大，对于操作甚为不便，甚至会将药瓶从架上带下，对于外科操作尤为不便。男护士服装为白长衫，受美国护理界影响，左袖上绣有校名，这种男护士服常与当时旅馆及饭庄、茶房的长衫相仿，患者多有误会，因此决定改变样式。

1928年，第九届全国护士代表大会时，毕业于北平协和高级护士学校的林斯馨女士首先提出统一全国护士服装的建议，得到与会者的重视与响应，当即组成护士服装研究委员会，专门进行研究，其标准为简单、易洗、雅观、舒适、庄重，并改变了袖口过大等缺点，使护士操作更为敏捷。该委员会将重新设计的服装样式刊登在护士季报上，要求全国护士统一制作，此举为统一我国护士服装起了很大的推动作用。

20世纪30年代后期，护士服装颇为年轻女性看好，护士着素雅大方的护士服，护生为蓝衣、白裙、白领、白袖头、白鞋、白袜、白色燕尾护士帽，衣裙下摆一律离地10英寸，统一制作的半高跟网眼帆布鞋，走路舒服、无声，许多护士一起走时，非常整齐而且十分精神。

1948年，中国护士会规定，护士必须穿白色服装及戴白帽，护生着蓝白两色，护理员不得戴帽，不可着蓝白两色服装。

20 世纪 50 年代至 60 年代末，医生、护士单从工作服上是很难区分的。大家的帽子都为“柱形帽”，扣住发际及头发，衣服则是基本相同的小翻领、六粒扣的棉质白大褂。

进入 20 世纪 90 年代，在市场经济的浪潮中，人们的就医不仅仅是能治好病，还希望在就医过程中获得美的心理需求。许多医院新建和改造了门、急诊住院大楼，绿化了医院环境，提供先进的诊疗设施，被动的后勤服务逐渐趋于主动……在这样的大环境下，护士服也不断改进。首先，护士帽与医生帽有了明显区别，圆角或方角的“燕式帽”轻盈玲珑，衬托得护士们愈发清秀。衣服的面料改为涤棉质地，洗涤整烫后穿着柔软又挺括。款式更是大大地丰富了，除传统的对称一件式，还有民族特色的偏襟式，充满现代气息的上下套裙式。至于颜色，更是突破了白色一统天下的格局。粉红色意味着温柔可亲，适合于妇科、儿科和导医护士；天蓝色代表纯洁冷静，适合于内、外科护士；果绿色象征着生命的复苏，适合于急诊科及手术室护士。同时衣服都配有调节式腰带和高矮胖瘦体形的多种型号。这些设计，都基本符合大众的穿着习惯及审美情趣。

1. 普通护士服

(1) 按季节分类：夏装、冬装。

(2) 按样式分类：护士围裙、裙装式、分体式(见图 3-1)。

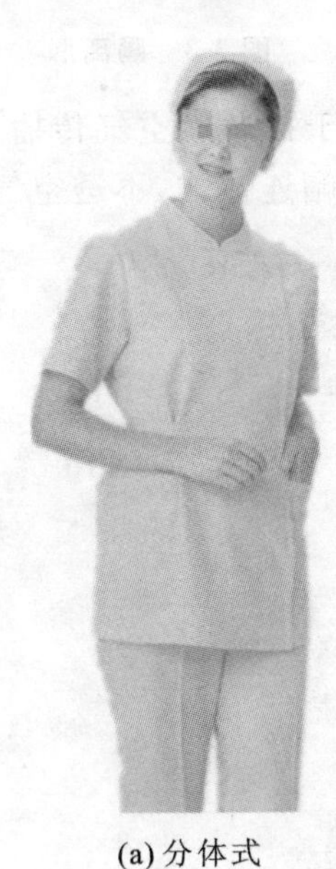

(a) 分体式

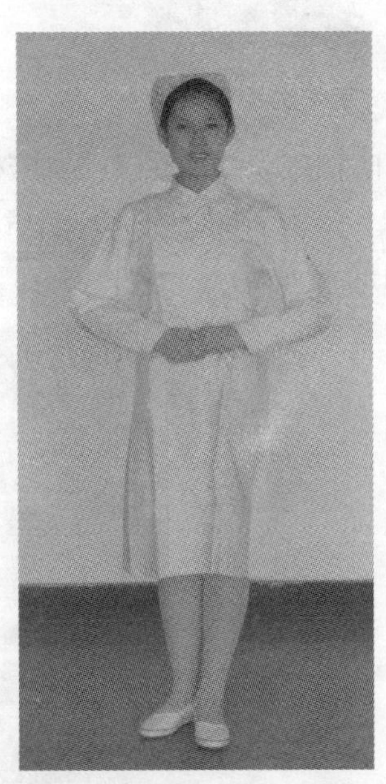

(b) 裙装式

图 3-1 普通护士服

2. 特殊护士服 常指手术服、隔离服、防护服，其严格的着装流程表现了对患者和护士自身健康的责任。穿着中表达的是严谨、科学的语义。

(1) 手术服：适用于手术室和分娩室，分为手术洗手衣、裤(见图 3-2)和手术外衣两部分。因手术操作的无菌要求，手术服应是无菌的。手术外衣分一次性和非一次性。一次性手术外衣多为有特殊感染的患者及应急情况下使用，常在使用后按一次性医用垃圾焚烧处理。非一次性手术外衣可反复用高压蒸汽灭菌后使用。

(2) 隔离服(见图 3-3)：适用于隔离病区(包括接触传染患者或者免疫力低下的患者)，以及有被患者的体液、血液喷溅风险的工作岗位使用。它的款式为中长大衣后开背系带式，袖口为松紧式或条带式。

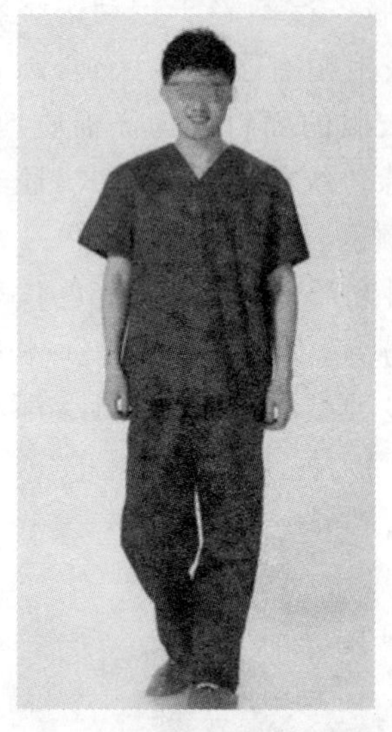

图 3-2　手术洗手衣、裤

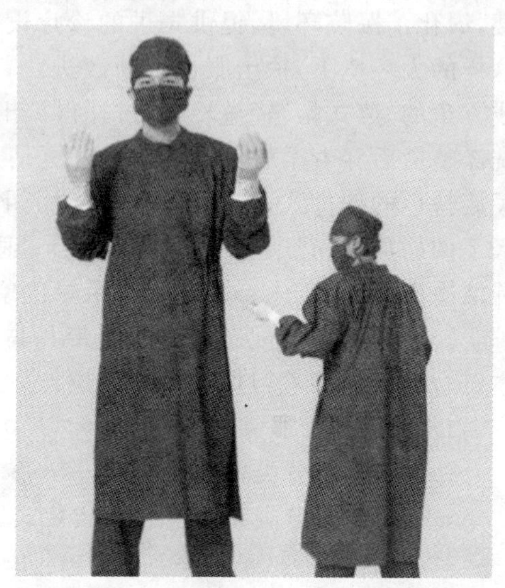

图 3-3　隔离服

(3) 防护服(见图 3-4)：为特殊隔离服，主要用于护理经空气传播及接触性传染的特殊传染病者，如 SARS 患者。这种服装为衣帽连体式，不透空气，可防止并阻止任何病毒通过。

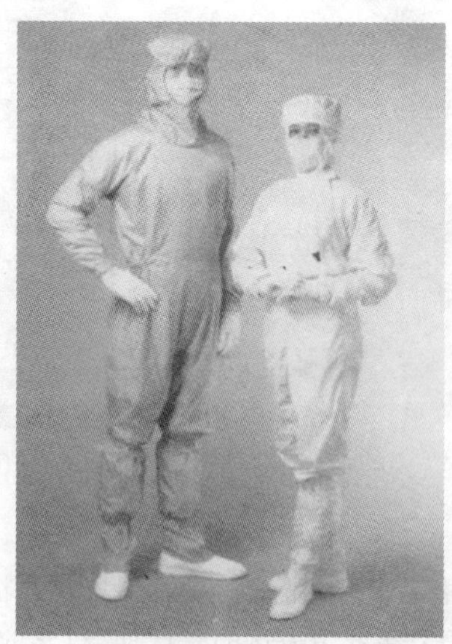

图 3-4　防护服

二、护士着装的基本要求

（一）护士着装的基本要求

1. 普通护士服的基本着装要求 护士服是一种职业服装，国家卫生部设计的护士服（普通护士服）多为连衣裙式，给人以纯洁、轻盈、活泼、勤快的感觉，以整齐洁净、大方适体和便于进行各项操作技术为原则。

（1）尺寸合身：以衣长刚好过膝，袖长刚好至腕为宜。腰部用腰带调整，宽松适度。下身一般配白色长工作裤或白裙。夏季着工作裙服时，裙摆不超过护士服。

（2）领扣扣齐：自己的衣服内领不外露，高领护士服的衣领过紧时可扣到第二个。男护士穿护士服时注意不着高领及深色内衣。

（3）衣扣、袖扣全部扣整齐：缺扣子要尽快补上，禁用胶布、别针代替。护士服上禁止粘贴胶布等。

（4）工作服衣兜盛物合理：衣兜分别放置口罩、水笔等工作用物，切忌随意塞放，导致衣兜凌乱鼓满。给人留下护士职业、整洁、干练的良好印象。

护士着装的基本要求：①尺寸合身；②领扣扣齐；③衣扣、袖扣全部扣整齐；④衣兜内忌塞鼓满。

2. 特殊护士服的着装标准

（1）手术服的着装标准：穿手术服时配用的手术圆筒帽和口罩也分一次性和非一次性，其性能特点及术后处理原则同手术衣。帽子内塞严头发，必要时用发网或发夹固定，要求前不遮眉，后不露发际。帽缝要在后面，边缘要平整，佩戴口罩应四周严密，以吸气时产生负压为适宜。

（2）隔离服的着装标准：穿、脱隔离服有着严格的操作流程和要求。穿隔离服时，必须配用圆筒帽，头发要求与戴口罩标准同穿手术服。

（3）防护服的着装标准：在二级防护时须佩戴特制的医用防护口罩、防护眼镜、鞋套、手套等，其连体帽内应先佩戴一次性圆筒帽，头发要求及戴口罩标准同手术服、隔离服的标准。如为三级防护，则在二级防护的基础上加戴全面型呼吸防护器、护视屏。防护服及配套防护用品的穿脱有着严格的流程和要求。

（二）护士服的整体搭配要求

1. 工作帽

（1）燕帽：象征着护士职业的圣洁和高尚，它以无声的语言告诉患者，我是一名保护患者健康的职业护士。燕帽要洁白无皱，戴燕帽时，两边微翘，前后适宜。一般帽子前沿距发际 3～5 cm，戴帽前将头发梳理整齐，以低头时前留海不垂落遮挡视线，后发辫长不及衣领、侧不掩耳为宜（见图 3-5）。上岗前就应把头发夹好，不要一边工作一边腾出手去弄头发，一则易造成自己头发及面部的污染，二则会给人以搔首弄姿的不良印象。燕帽要轻巧地扣在头顶，帽后用白色发夹别住，以低头或仰头时不脱落为度。注意戴燕帽的上述要领，可使你避免留下凌乱的印象，体现出你的干练、利落。男护士戴帽见“男护士礼仪”。

燕帽要洁白无皱，戴燕帽时，两边微翘，前后适宜。一般帽子前沿距发际 3～5 cm，头发要求前不过眉，后不及肩，侧不掩耳。

（2）圆筒帽：手术室、传染科及特殊科室的护士，为了无菌技术操作和保护性隔离的需要，工作时佩戴圆筒帽。在佩戴圆筒帽前，应仔细整理好发型，头发应全

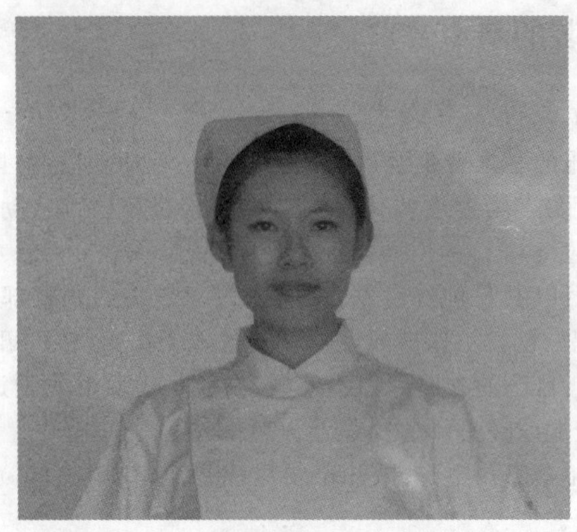

图 3-5　戴燕帽

部放在圆筒帽内，前不露刘海，后不露发际。短发可直接佩戴圆筒帽。长发用小发卡或网套盘起后再佩戴，这样可以确保头发不从圆筒帽中滑脱到外面，影响无菌技术操作和隔离防护。

佩戴口罩应完全遮盖口鼻，戴至鼻翼上一寸，四周无空隙。吸气时以口罩内形成负压为适宜松紧，达到有效防护。

2. 口罩　佩戴口罩(见图 3-6)应完全遮盖口鼻，戴至鼻翼上一寸，四周无空隙。吸气时以口罩内形成负压为适宜松紧，达到有效防护。无菌操作与防护传染病时必须戴口罩。口罩戴的位置高低、松紧要适宜，否则，不但影响护士形象，而且没有起到戴口罩的防护作用。比如，口罩戴得太低或口罩戴得过松，污染的空气可从鼻翼两侧和周围空隙进入口鼻，起不到防护作用，戴得太高会影响视线或擦伤眼黏膜。有人将口罩戴到鼻孔下面、扯到颌下或吊在耳朵上面，均显示出精神松散、职业形象不正规。口罩应每天清洗更换、保持洁净。在一般情况下与人讲话要注意摘下，长时间戴着口罩与人讲话会让人觉得不礼貌。

3. 胸卡　向人表明自己身份的标志，便于接受监督，要求正面向外，别在胸前，胸卡表面要保持干净，避免药液、水迹污染(见图 3-7)。胸卡上不可吊坠或粘贴他物。

工作时应穿白色低跟、软底防滑、大小合适的护士鞋。

4. 工作鞋　工作时应穿白色低跟、软底防滑、大小合适的护士鞋(见图 3-8)，这样护士每天在病区不停地行走时，既可以防止发出声响、保持速度，又可以使脚部舒适、减轻疲劳。反之，如果穿高跟鞋、硬底鞋或带钉、带响的鞋，行走时容易疲劳，而且也会影响患者休息。工作鞋应经常刷洗，保持洁白干净。无论下身配穿工作裤或工作裙，袜子均以浅色、肉色为宜，以与白鞋协调一致。穿工作裙时，长袜口一定不能露在裙摆外。

5. 饰品　护士上岗时不能佩戴饰品或过分装饰。护士服样式虽经历史的演变却都以庄重严肃为主。不但美观大方、清洁合体，而且展示了护士圣洁、典雅、沉稳、严谨的气质。因此，穿护士服无论佩戴何种饰物，或将头发染成流行色，做成不自然的怪发型和过分化妆，都会影响职业美和静态美。并且饰物不仅会妨碍工作，

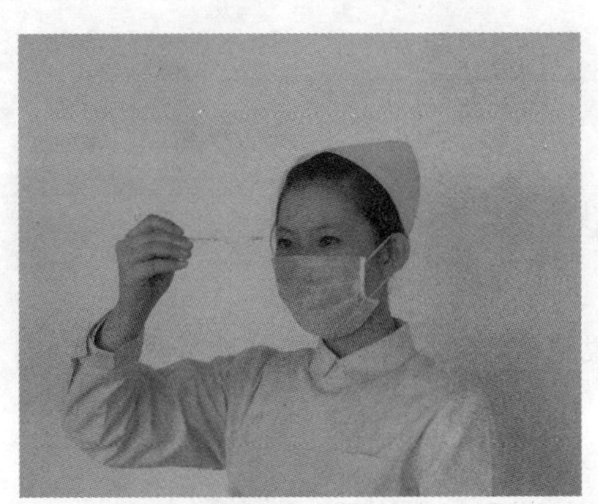

图 3-6　佩戴口罩

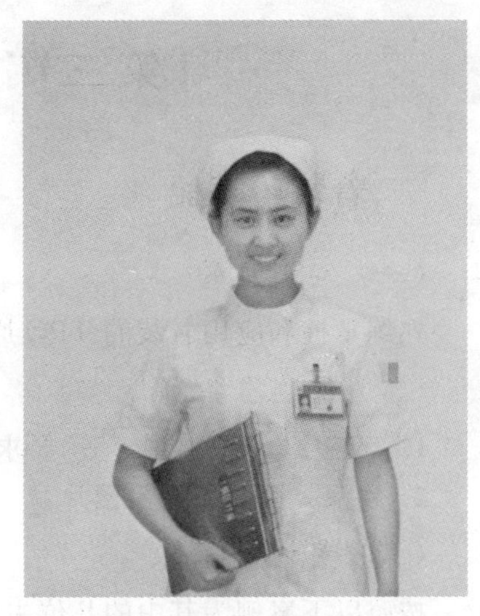

图 3-7　胸卡的佩戴

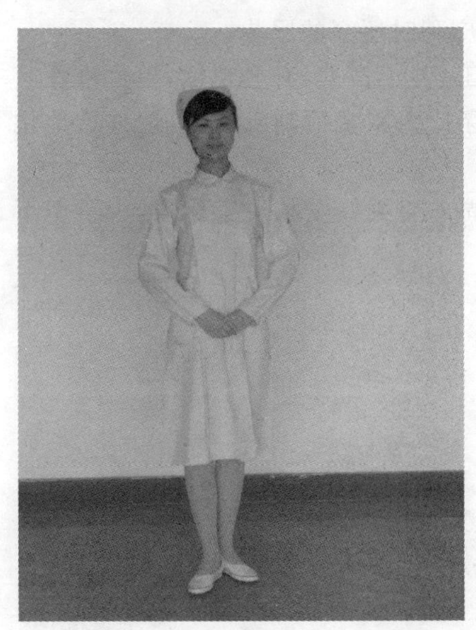

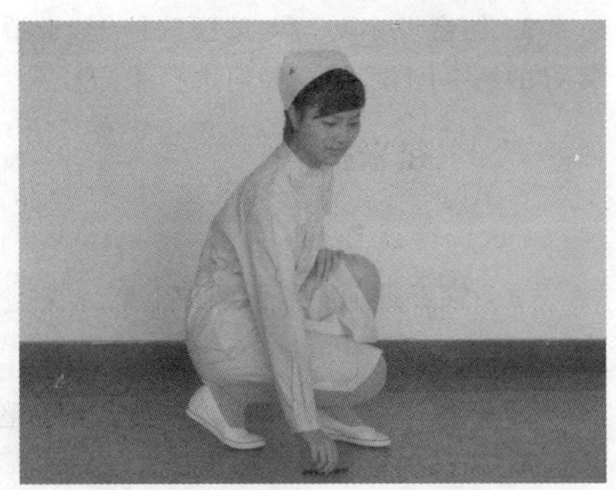

图 3-8　护士工作鞋

也是医院内交叉感染的媒介体，接触各类患者，会划伤患者、划破手套、脱落污染、不便于手的清洁消毒。

6. 进出病区的便装要大方秀雅　进出病区的便装因与工作环境相关，应以秀雅大方、清淡含蓄为主色调，体现护士的美丽端庄和稳重大方。到病区来上班，不穿过分暴露、不雅观的时装，如露脐装、吊带装、超短裙、迷你裤，不穿带响声的硬底鞋、拖鞋出入病区。男护士不穿背心、短裤到病区。夏天忌光脚穿鞋，男护士也要着薄袜。

第三节　服饰礼仪实训

一、着装巧搭配

(一) 实训目的

熟练掌握和应用着装的 TPO 原则。

(二) 实训准备

1. 环境　教室、实训室等，要求环境整洁、宽敞，便于分组讨论与展示。

2. 物品　服装及饰品图片。

(三) 实训内容

按照以下案例为其中的几位主角设计、搭配相应的服饰。

1. 面试　又到了一年一度的招聘时节。小齐，女，护校应届毕业生，她打算要去应聘本市某三甲医院的护士，请你帮她选择应聘时所穿的服装。

2. 演讲　小海，男，某单位年轻活泼的员工，善于言辞，有表现欲，单位推荐其参加共青团“五四”演讲活动。就参加此活动穿什么服装他却犯难了，请你帮他挑选服装。

3. 约会　小马，女，某医院护士，未婚。周末要去好友林灵家相亲，为了留下良好的第一印象，她应如何选择服饰？

二、一起来找茬

(一) 实训目的

学会穿着护士服与佩戴护士帽。

(二) 实训准备

1. 环境　教室、实训室等，要求环境整洁、宽敞，便于整理与展示。

2. 物品　护士服及护士帽。

(三) 实训内容

(1) 学生对镜练习，自检。

(2) 组内互评，推优。

(3) 班级展示，找茬。

(4) 教师示范，总结。

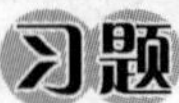

一、简答题

1. 简述护理工作中规范着装的重要意义。

二、单项选择题

1. 男士着西服注意的“三个三”不包括(　　)。

A. 三色原则　B. 三项标准　C. 三一定律　D. 三大禁忌

2. 现代护士服的要求不包括(　　)。

A. 艳丽　B. 大方　C. 实用　D. 合体

三、多项选择题

1. 着装的TPO原则是指着装应该和(　　)相协调。

A. 时间　B. 场合　C. 身材　D. 地点

2. 护士着装的基本要求是(　　)。

A. 尺寸合身　B. 领扣扣齐

C. 衣扣、袖扣全部扣整齐　D. 衣兜内忌塞鼓满

四、模拟场景训练

某医院要在“5·12”护士节当天举办护士风采大赛，其中有护士服的展示练习。请你根据前面所学习的护士服饰礼仪规范，与小组同学进行规范着装练习、展示，并交叉评分。

（罗劲梅）

第四章　护士仪态礼仪

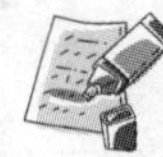

学习目标

知识目标：1. 说出护士仪态礼仪的内容。

2. 掌握护理工作中各种举止礼仪的要求和方法。

技能目标：能够熟练完成各种举止姿势，并养成自觉执行的习惯。

社会目标：1. 能够深切体会护士举止礼仪所产生的积极社会效应。

2. 通过学习护士的举止礼仪，让学生提高自身素质和修养。

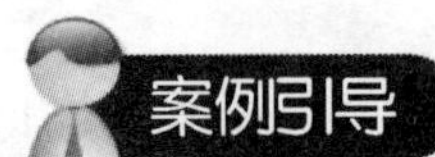

护士小张今天第一天到门诊上班，她的工作是在门诊大厅做指引。今天前来就诊的患者特别多，小张指引得十分辛苦。为了使自己舒服些，小张在门诊大厅穿着护士服跺跺脚、扭扭腰，顿时舒服多了。这时，小张看见昔日同学从此经过，为了给同学一个惊喜，悄悄绕到同学身后，蒙住了同学的眼睛，问她的同学："猜猜我是谁？"两人在门诊大厅嬉戏打闹，护士长巡视大厅，看见此情景后严厉地批评了小张。

思考：小张的行为有哪些是不合适的？作为一名护士应如何规范自己的行为？

仪态，又称"体态"，指人在行为中的身体姿态和风度。人的体态行为是人内心活动的一面镜子。我们对一个人的评价，往往来源于对他一言一行、一举一动的观察和概括。生活中，美来自于各个地方，优雅、大方的体态行为是人体动态美和静态美的造型，它来自于人本身。

第一节　基本举止

"站有站相，坐有坐相。"古人很早就对人的举止行为作过要求。随着人类文明的提高，人们对自身行为的认识也日益加深。温文尔雅、从容大方、彬彬有礼已成为现代人的一种文明标志。

举止礼仪是人际交往中人们的举止应该符合的约定俗成的行为规范，它直接反映出人的内在素养。举止的规范到位与否，影响着他人对自己的印象和评价。训练有素的举止，得体的护士风度，能显示出护士良好的素质和职业特点，并给人们留下温和、善良、仁爱的“白衣天使”形象。良好的体态可增加患者对护士的信任感,唤起患者的美感,使患者能更好地配合治疗和护理,促进患者的早日康复。

一、站姿

站姿,又称为立姿、站相,是人在站立时所呈现的姿态,是人最基本的姿势,同时也是其他一切姿势的基础。正确的站姿能衬托出美好的气质和风度,给人以庄重大方、蓬勃向上、精力充沛、美好而隽秀的印象。

(一) 基本站姿

站姿的基本要求:头端、肩平、胸挺、腹收、身正、腿直、手垂。具体来说,从身体的侧面观察,人的脊椎骨是成自然垂直的状态,身体重心应置于双足的后部;双膝并拢,收腹收臀,直腰挺胸;双肩稍向后放平,双臂自然下垂置于身体两侧或双手体前相搭放置于小腹部;梗颈、收颌、抬头。

由于性别方面的差异,男女的基本立姿要求不尽相同。对男士的要求是稳健,对女士的要求则是优美。

1. 男士立姿 男士在站立时,一般应两腿分开,双脚平行站立,与肩同宽(间距最好不超过一脚之宽)。全身正直,头部抬起,双眼平视,双肩稍向后展并放松。双臂自然下垂,将右手握住左手腕部上方自然贴于腹部,或背在身后贴于臀部。如果站立过久,可以双脚轮流后退一步,身体的重心轮流落在后面一只脚上,但上身仍需挺直。脚不可伸得太远,双腿不可叉开过大,变换不可过于频繁,膝部要注意伸直。

正确且优美的站姿不仅可以表现自信,而且也有助于背脊的伸展与健康。

2. 女士立姿 女士在站立时,应当挺胸、收颌,目视前方,双手自然下垂,叠放或相握于腹部,双脚与双腿并拢。另一种方法是,双脚脚跟并拢,脚尖分开,张开的脚尖大致相距约一拳宽,呈现“V”字形。

(二) 常见站姿

1. 正脚位小八字步(见图 4-1) 这是在隆重、热烈或庄严的场合下采用的一种大方庄重的姿势,要求站姿符合规范,一丝不苟,即使感到很累,也一刻不能松懈。

站姿要求:在基本站姿的基础上还要做到以下几点。

(1) 双脚呈“V”字形(两脚尖张开的距离约为一拳)。

(2) 脚后跟、膝部靠紧,脚尖平齐向前。

(3) 右手握住左手,右手食指微微翘起,垂放在腹前脐上 1 寸或脐下 1 寸。

(4) 站立时要保持身体挺直,收腹提臀,肩膀要平,下颌微收。

要站得健康又好看,除了需注意双腿摆放技巧,还要不能驼背才行,而最简单的驼背矫正法,就是每天靠墙、平背站十几分钟来改善。

2. 侧脚位丁字步(见图 4-2) 在正脚位小八字步基础上移动一脚跟至另一脚内侧凹部,两脚互相呈“丁”字步,肩位可相应改为二位肩或八位肩,身体各部位要求同正脚位小八字步。

3. 正脚位丁字步 一脚呈水平位,另一脚与之垂直(脚尖向正前方),其余要求与侧脚位丁字步相同。

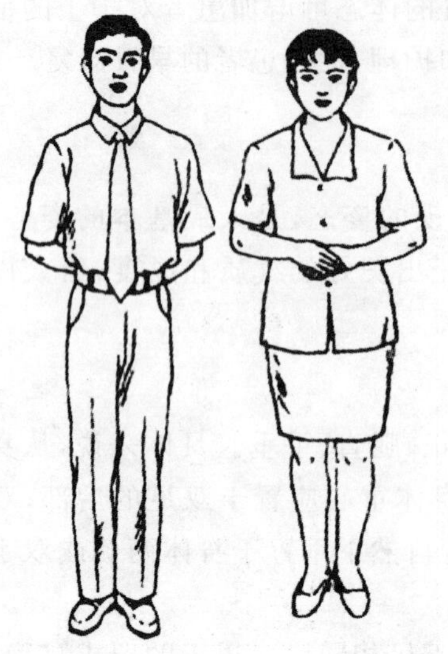
图 4-1　正脚位小八字步

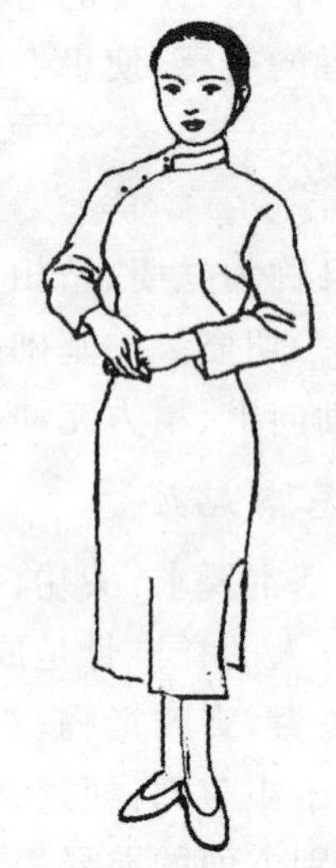
图 4-2　侧脚位丁字步

（三）禁忌站姿

1. 全身不够端正　站立时忌歪头、斜肩、含胸、挺腹、弓背、曲臂、撅臀、屈膝。

2. 双腿叉开过大　站立过久时，可采用稍息的姿势，双腿可以适当叉开。但从美观与文明礼仪方面考虑，女士应谨记在他人面前双腿切勿叉开过大。此外，双腿交叉（即别腿）亦不美观。

3. 手脚随意活动　站立时，双脚忌乱点乱划，踢来踢去，蹦蹦跳跳，或用脚勾东西、蹭痒痒；忌脱下鞋子“解放”脚；忌脚后跟踩在鞋帮上，或是半脱不脱，一半在鞋里一半在鞋外。此外，站立时双手玩弄衣服、医疗器械（听诊器）或咬手指甲等亦是有失庄重之举。

4. 表现自由散漫　站没站样，久站时全身松散，随意扶、拉、倚、靠、趴、踩、蹬、跨，显得无精打采，自由散漫。

二、坐姿

坐姿，即人在就座之后的姿势。人在坐下时，由于臀部着物，身体重心下降，减轻了两腿的支撑负担，并使身体其他部位的姿态发生变化，容易使人产生懈怠而影响自己的姿态。因此，坐下时的姿态更应该注意。“坐如钟”是指人的坐姿要像钟那样端直，当然这里的端直主要指躯干的端直。坐姿端直，不仅给人以文雅、稳重、冷静、沉着的感觉，而且也是展现自我良好气质的重要形式。

（一）基本坐姿

正确坐姿：上身挺直，两肩放松，下颌内收，颈挺直，胸部挺起，头部端正，目视前方；双手掌心向下，叠放于大腿之上，或是放在身前的桌面上，或一左一右扶在座位两侧的扶手上。侧坐时，双手叠放或相握放置于身体侧向的大腿上，上身与大腿、大腿与小腿均呈 90°，即所谓的“正襟危坐”；脚尖对向正前方或侧前方，双脚可以并拢、平行，也可一前一后；坐下之后不应坐满座位，不可身靠座位的靠背，约占座位的前 1/3 或 2/3 位置即可(见图 4-3)。坐着谈话时，上体与两腿应同时转向对方，双目正视说话者。

（二）常见坐姿

1. 坐位丁字步(见图 4-4)　此种坐姿显得端庄。

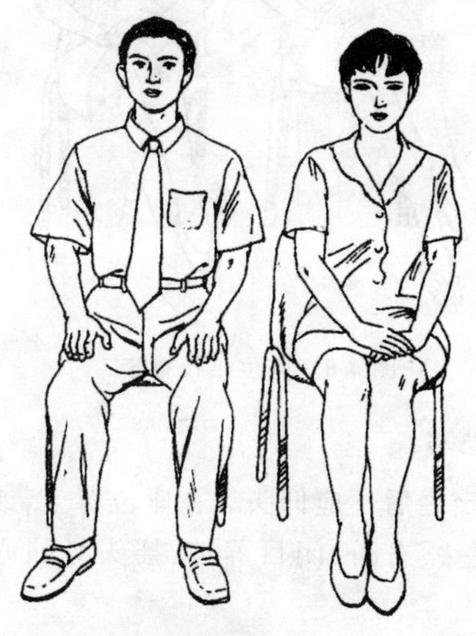

图 4-3　基本坐姿

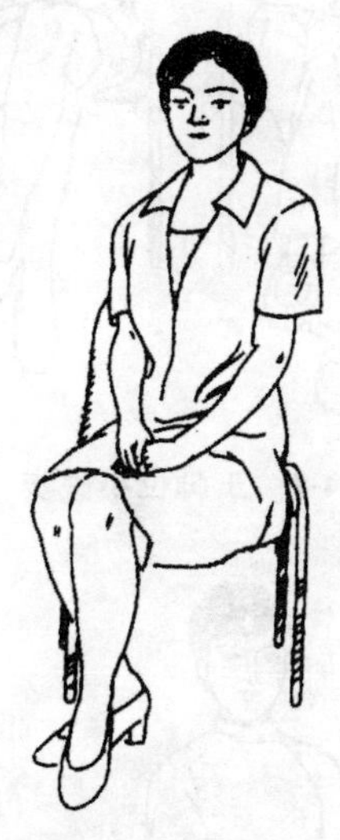

图 4-4　坐位丁字步

2. 正坐位点式丁字步和侧坐位点式丁字步(见图 4-5、图 4-6)　此种坐姿显得比较悠闲，还可以保持身段均衡的自然美。

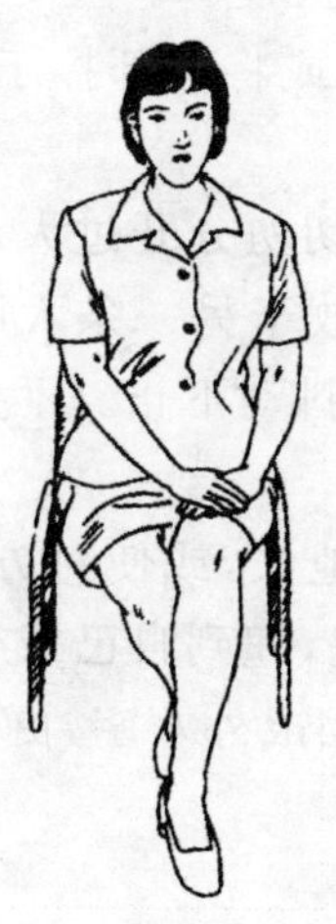

图 4-5　正坐位点式丁字步

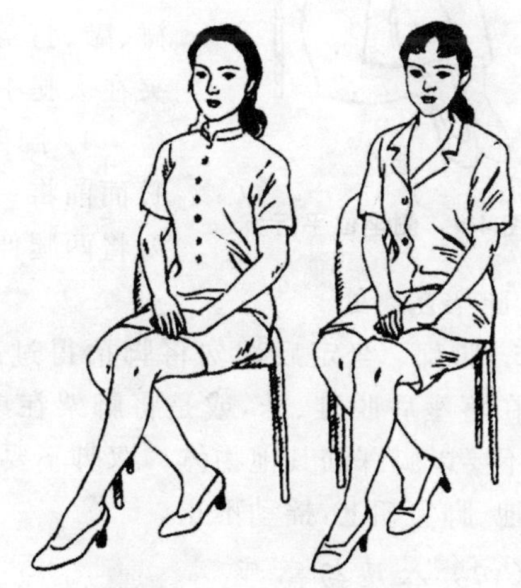

图 4-6　侧坐位点式丁字步

3. 正脚位小叠步(见图 4-7)　此种坐姿给人一种大方高贵的感觉。注意悬空的脚尖应向下，切忌脚尖朝天，鞋底向前，不可上下抖动，否则有失风度。

4. 坐位平行叠步(见图 4-8)　此种坐姿显出女性的大方和腿型的秀美。

5. 侧坐位平行步(见图 4-9)　此种坐姿显出女性的端庄和腿型的秀美。

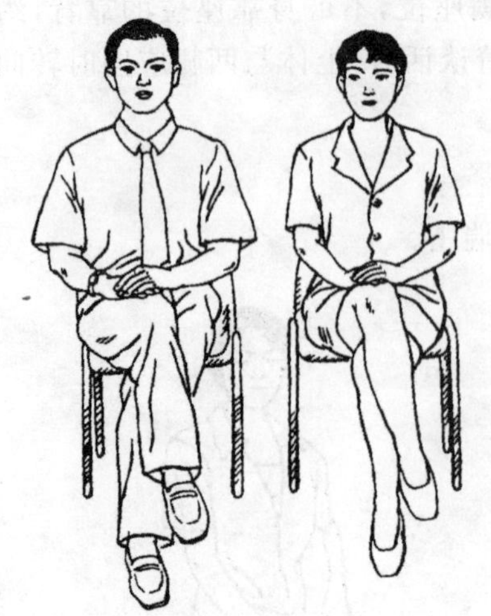

图 4-7　正脚位小叠步

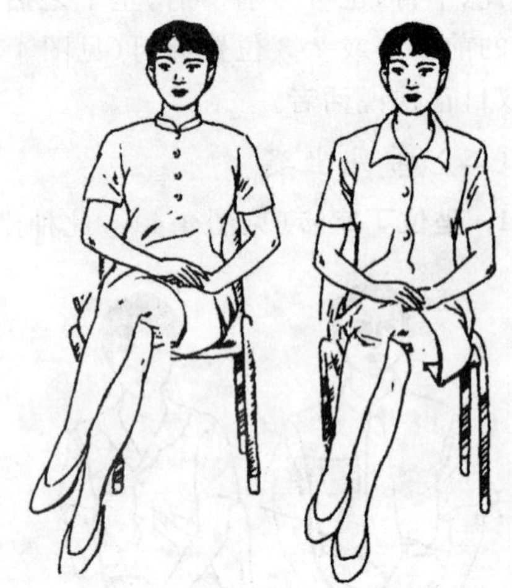

图 4-8　坐位平行叠步

（三）禁忌坐姿

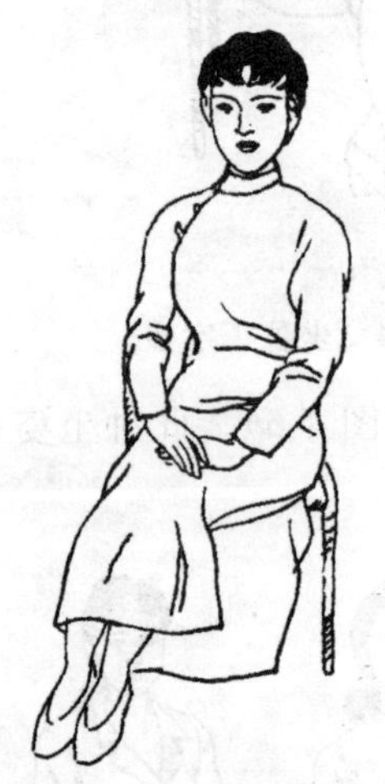

图 4-9　侧坐位平行步

1. 头部　坐定之后不应仰头靠在座位背上，或是低头注视地面。左顾右盼、闭目养神、摇头晃脑亦不符合礼仪要求。

2. 上身　坐定之后上身不应前倾、后仰、歪向一侧，或是趴向前方、两侧。

3. 手部　坐下之后，不应以双手端臂、抱于脑后或抱住膝盖，不应以手抚腿、摸脚。应尽量减少摸、碰、敲、打等不必要的动作，或将肘部撑于桌面，双手夹在大腿中间。

4. 腿部　坐下后双腿切勿分开过大。不要在尊长面前将一条小腿交叉叠放于另一条大腿之上。不要将两腿伸直开来，也不要抖动不止。不要躺在座位上，把腿架在高处。

5. 脚部　坐定后切勿将脚抬得过高，或脚尖指向他人，或使对方看到鞋底。不要在落座后脱鞋、袜，或是将脚架在桌面上、勾住桌腿，翘到自己或他人的座位上。不要以脚踩踏其他物体。双脚不要交叉，不要将其摆成外八字，更不要两脚脚跟着地、脚尖朝上，摇动不止。

（四）入座与离座

入座，即走向座位直到坐下的整个过程。它是坐姿的前奏，也是极其重要的组成部分。离座即起身离开座位的过程。

1. 就座顺序　若与他人一起入座，则落座时一定要讲究先后顺序，礼让尊长。合乎礼仪的顺序有两种：一是优先尊长，即请尊长首先入座；二是同时就座，它适用于平辈人与亲友同事之间。无论如何，抢先就座是失态的表现。

2. 讲究方位 在正式场合一定要遵守“左进左出”的规则，即不论是从正面、侧面还是背面走向座位，通常都讲究从左侧走向并从左侧离开自己的座位。

3. 落座无声 在就座的整个过程中，不管是移动座位、下落身体，还是调整坐姿，都不应发出嘈杂的声音。此外，如果要移动椅子的位置，应先把椅子移到欲就坐处，然后坐下去，坐在椅子上移动位置是有违社交礼仪的。

4. 入座得体 就座时应转身背对座位。如距其较远，可以右脚后移半步，待腿部接触座位边缘后，再轻轻坐下。着裙装的女士入座，通常应先用双手拢平裙摆，随后坐下。

5. 离座谨慎 离座要注意礼仪序列，悄悄起身，左侧离席。不要突然跳起，惊吓他人，也应注意不弄出声响，或把身边东西碰翻掉地。

三、行姿

行姿，亦称走姿，是人在行走的过程中所形成的姿势。它始终处于动态之中，体现着人的动态之美和精神风貌。正确而富有魅力的行走姿势，就像一首动人的抒情诗，给人以美感，并能激发联想。古人云“行如风”是指人行走时，如风行水上，有一种轻快自然的美。虽不一定非要做到古人所要求“行如风”，至少也要做到不慌不忙、稳重大方。

（一）基本行姿

行走之时，应以正确的站姿为基础，并且要全面、充分地兼顾以下六个方面。

1. 全身伸直，昂首挺胸 在行走时，要面朝前方，双眼平视，头部端正，胸部挺起，背、腰、腿部都要避免弯曲，使全身看上去形成一条直线。

2. 起步前倾，重心在前 起步行走时，身体应稍向前倾，身体的重心应落在反复交替移动的前脚脚掌之上。值得注意的是，当前脚落地、后脚离地时，膝盖一定要伸直，踏下脚时再稍微松弛，并即刻使重心前移，这样走动时步态才会优美。

3. 脚尖前伸，步幅适中 在行进时，向前伸出的脚应保持脚尖向前，不要向内或向外（即内八字步或外八字）。同时还应保证步幅大小适中，正常的步幅应为一脚之长，即行走时前脚脚跟与后脚脚尖二者相距为一脚长。

4. 直线行进，自始至终 在行进时，双脚两侧行走的轨迹大体上应呈现为一条直线。与此同时，要克服身体在行进中的左摇右摆，并使身体始终都保持以直线的形态向前移动。

5. 双肩平稳，两臂摆动 行进时，双肩、双臂都不可过于僵硬呆板。双肩应当平稳，力戒摇晃。两臂则应自然地、一前一后有节奏地摆动。在摆动时，手要协调配合，掌心向内，自然弯曲。摆动的幅度以30°左右为宜，不要横摆或同向摆动。

6. 全身协调，匀速行进 在行走时，速度要均匀，要有节奏感。另外，全身各个部分的举止要相互协调、配合，表现得轻松、自然。

（二）禁忌行姿

1. 瞻前顾后 在行走时，不应左顾右盼。身体应避免过分摇晃，并避免不时

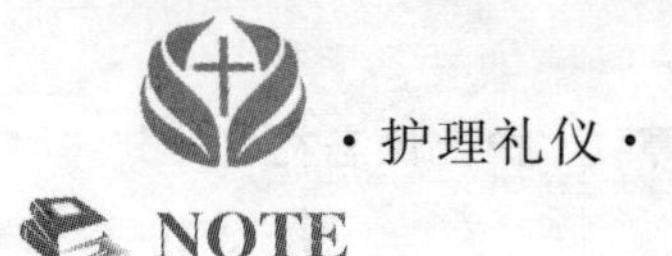

回头注视身后。

2. 声响过大 行走时如用力过猛、声响过大不仅会妨碍或惊吓他人，还会给人留下粗鲁、没教养的感觉。

3. 八字步态 在行走时，若两脚脚尖向内侧伸构成内八字步，或向外侧伸构成外八字步都很不雅观。

4. 体不正直 在行走时，应当避免颈部前伸、歪头斜肩、耸肩夹臂、甩动手腕、挺腹含胸、扭腰翘臀、弯膝盘腿。

5. 方向不定 行走时忽左忽右、变化多端，好像胆战心惊、心神不定。

（三）行走中的礼仪

根据社交礼仪，行路亦应自尊自爱，以礼待人。不论是一个人独行，还是多人同行；不论是行于偏僻之地，还是行走在闹市街头，都应遵守一些基本的礼仪要求。此外，在不同的行路条件下还有各自不同的具体要求。

1. 始终自律 在行路时应当自律，严格约束个人行为。做到不吃零食，不吸烟，不乱扔废物和随地吐痰；不过分亲密；不尾随围观；不毁坏公物；不窥视私宅；不违反交通规则等。

2. 相互礼让 在行路时，对于即使素昧平生的他人，都应相互关心，相互帮助，相互体谅，礼让在先，友好相待。

（1）礼让行人：年轻者应主动给长者让路，健康人应给老弱病残者让路，一般行人遇到负重者、孕妇、儿童及行路困难者，要让他们先行。在“狭路相逢”时，尤其要注意请他人先行，或有次序地依次通过，不要争先恐后，更不能以强凌弱、“横行霸道”。因拥挤而不小心碰到别人时，应立即说“对不起”，对方则应答以“没关系”。不要若无其事或是借题发挥，寻衅滋事。

（2）热情问候：路遇熟人，应主动打招呼问候对方，不应视若不见。但在路上碰到久别的亲友，想多谈一会儿，应靠边站立，不应站在马路当中或人多拥挤处，以免妨碍交通。对于其他不相识者，如正面发生接触时，也有必要先向对方问好。

（3）文明问路：向他人问路时应事先用尊称，并抱歉打搅，“对不起，我可以向您问个路吗？”“我可以打搅一下吗？”事后应道谢。遇他人向自己问路时，应尽力相助，必要时还可为之带路，不应不耐烦，甚至不予理睬。

（4）帮助老幼：遇到老弱病残者，应主动上前关心、帮助，不要视若不见，甚至对其讥讽或呵斥。

（5）维护正义：碰上打架、斗殴、偷窃、抢劫或其他破坏公物及公共秩序的行为，应挺身而出，见义勇为，与坏人坏事大胆斗争，维护正义。不要事不关己，一走了之。

3. 距离适当 行走多在公共场合进行，应注意随时与他人保持适当的距离。社交礼仪认为：人际距离不仅反映人们彼此之间关系的现状，且也体现出其中某一方，尤其是保持某一距离的主动者对另一方的态度、看法，因此不可马虎大意。与人同行时，可以参照并正确地运用人际距离的四种类型。

（四）不同场所行走的礼仪

人们在步行时，往往会置身于不同的场所，在这种情况下，既要遵守上述基本要求，又要具体情况具体对待。

1. 漫步 漫步又称为散步，它是一种休息方式，其表现形式是随意行走，一般不受时间、地点、速度等方面的限制。但应当避免在人多拥挤的道路上漫步，以免造成对他人的妨碍而失礼。

2. 上下楼梯 需要注意六点：①上下楼梯均应单线行走，不宜多人并排而行；②上下楼梯都应靠右侧行走，即右上右下，将自己左侧留出，以方便有紧急事务者快速通过；③上下楼梯时，若为人带路应走在被引导者之前；④上下楼梯时，为安全因素不应与人交谈，亦不允许站在楼梯上或楼梯转角处与人深谈而有碍他人通过；⑤与尊长、异性一起下楼梯时，若阶梯过陡，应主动行走在前，以防身后之人有闪失；⑥上下楼梯时不仅要注意阶梯，还要注意与身前、身后之人保持一定距离，以防碰撞。

除此之外，还应注意上下楼梯时的姿势、速度。不管自己事情多么急，在上下楼梯时都不得推挤他人，或是坐在楼梯扶手上快速下滑。上下楼梯时快速奔跑也是欠妥当的。

3. 进出电梯 要注意两个问题：①注意安全。当电梯门关闭时，不要扒门或是强行挤入。电梯超载时，不要心存侥幸硬挤进去。当电梯在升降途中因故暂停时，要耐心等候，不要冒险攀援而出。②注意出入顺序。与不相识者同乘电梯，进入时要讲究先来后到，出电梯时则讲究由外而里，不可争先恐后。与熟人同乘电梯，尤其是与尊长、女士、客人同乘电梯时，则应视电梯类别而定。进入有人管理的电梯，应主动后进后出；进入无人管理的电梯时，为了控制电梯，主动为人服务，讲究礼仪，则应先进后出。另外，在乘坐扶梯时，按照国际惯例，应立于右侧，留出左侧作为紧急通道。

4. 通过走廊 ①单排行进，主动行于右侧，这样即使有人从对面走来也两不相扰。②若是在仅容一人通过的走廊上与对面来人相遇，则应背靠墙壁，面向来人，侧身相让。若对方先这样做了，则勿忘向其道谢。③缓步轻行，悄然无声。因为走廊多连接房间，故切勿快步奔走，大声喧哗。④循序而行。不要为了走捷径、图省事、找刺激而去跨越某些室外走廊的栏杆或行于其上。

5. 排队 ①养成排队的习惯。需要排队时，保持耐心，自觉排队等候。不应起哄、拥挤、不排队或破坏排队。②遵守排队的顺序。排队的基本顺序：先来后到，依次而行。排队时应当遵守并维护秩序，做到不插队或不帮熟人插队。③保持适当间隔。在排队时均应缓步而行，人与人之间最好要保持 0.5～1 m 的间距，不要一个人紧挨着另一个人，前胸贴着后背，否则会让人很不舒服，甚至会影响他人办理事情。例如，排队打公用电话、在银行存钱、自动提款机上取钱时，后面的人若贴得过紧，就有可能使前面的人感到不舒服或心生戒备。

四、蹲姿

蹲姿是指人下蹲的姿势，是在站姿基础上的一种特殊姿态，常用于拾捡物品、帮助或照顾别人等情况时。蹲姿也是护理人员常用的一种姿势，如整理柜子下层的物品，为患者整理床铺或床头柜等，都可运用蹲姿。

（一）基本蹲姿

穿护士裙装练习蹲姿时，注意护士裙摆的处理。

基本蹲姿的要求：一脚在前，一脚在后，两腿贴紧下蹲，前脚掌着地，小腿基本垂直于地面，后脚跟抬起，脚掌前部着地，臀部要向下；女性着裙装下蹲时要捋平裙摆。

（二）常用蹲姿

1. 单膝点地式蹲姿　在基本蹲姿的基础上，下蹲后前面的腿弯曲，后面的腿膝部着地。

2. 双腿高低式蹲姿　这种蹲姿最为常用。其要点是在基本蹲姿的基础上，双腿一高一低，互为倚靠。

（三）蹲姿禁忌

1. 面对他人下蹲　直面他人下蹲，会使他人感觉不便。

2. 背对他人下蹲　这种蹲姿会给他人造成不尊重的感觉。

3. 下蹲时双腿平行叉开　这种蹲姿好像在上洗手间，因此又称"洗手间蹲姿"。这种蹲姿不庄重、不文雅。女士若着裙装采用这种蹲姿，还有可能暴露内裤。

4. 其他　下蹲时低头、弯背或弯上身、翘臀部，特别是女性穿短裙时，这些姿势有失雅观。

五、手姿

手姿，又称手势，是指人们在运用手臂时，所呈现的具体位置和体位。古罗马政治家西塞马说过："一切心理活动都伴有指手画脚等动作。手势恰如人体的一种语言，这种语言甚至连野蛮人都会给你理解。"法国大画家德拉克洛瓦则指出："手应当像脸一样富有表情。"手势是体语中最丰富、最有表现力的举止。手姿可以是静态的，也可以是动态的。手姿由动作速度、活动范围和空间轨迹三个部分所构成。在人际关系中，恰当地运用手势语，发挥其表示形象、传达感情等方面的作用，有助于思想情感的表达、加强及与对方的沟通。

手势语尽管千变万化，十分复杂，但仍可被分成四种类型：①形象手势，是用来模拟物状的手势；②象征手势，即用来表示抽象意念的手势；③情意手势，即用来传递情感的手势；④指示手势，即指示具体对象的手势。

（一）基本手姿

1. 垂放　最基本的手姿。其做法有二：①双手自然下垂，掌心向内，叠放或相握于腹前；②双手自然下垂，掌心向内，分别贴放于大腿两侧。它多用于站立之时。

2. 背手　多见于站立、行走时，既可显示权威，又可镇定自己。其做法是双臂伸到身后，双手相握，同时昂首挺胸。

3. 持物 即用手拿东西。其做法多样，既可用一只手，也可用双手。但最关键的是，拿东西时应动作自然，五指并拢，用力均匀，不应翘起无名指与小指。

4. 鼓掌 用以表示欢迎、祝贺、支持的一种手势，多用于会议、演出、比赛或迎候嘉宾。其做法是以右手掌心向下，有节奏地拍击掌心向上的左掌。必要时，应起身站立。但不允许“鼓倒掌”，以此表示反对、拒绝、讽刺、驱赶之意。

5. 夸奖 这种手姿主要用以表扬他人。其做法是伸出右手，翘起拇指，指尖向上，指腹面向被称道者。但在交谈时，不应将右手拇指竖起来反向指向其他人，因为这意味着自大或藐视。也不宜自指鼻尖，因有自高自大、不可一世之意。

6. 指示 这是用以引导来宾、指示方向的手姿。即以右手或左手抬至一定高度，五指并拢，掌心向上，以其肘部为轴，朝向目标伸出手臂。掌心向上有表示诚恳、谦逊之意。

（二）禁忌手姿

1. 易于误解的手姿 易为他人误解的手姿有两种：一是个人习惯，但不通用，不为他人理解的手姿；二是因为文化背景不同，被赋予不同的含义的手姿。

2. 不卫生的手姿 在他人面前搔头皮、掏耳朵、剜眼睛的分泌物、抠鼻孔、剔牙齿、抓痒痒、摸脚丫等手姿，均极不卫生，也非常不礼貌，均是不当之举。

3. 不稳重、失敬于人的手姿 在他人面前，尤其是正式场合，面对尊者和长者时，应避免双手乱动、乱摸、乱扶、乱放，或折衣角、咬指甲、抬胳膊、抱大腿、摸脑袋等手姿。掌心向下挥动手臂，勾动食指或除拇指外的其他四指招呼叫别人，都是失敬于人的手姿。用手指指点他人，有指斥、教训之意，尤为失礼，均应禁止。

（三）常见手势语

1. 握手 全球几乎都以握手为欢迎对方的表达方式。北美人在见面握手相互致意时要紧紧地、有力地握一下。但中东人和许多东方人在握手时则多是轻轻握一下，因为在他们的文化里，紧紧握手意味着挑衅。

2. 挥手 其含义主要是向人打招呼或是告别，但由于地区和习惯的差异，虽然表达的是同样的意义，但挥手的方式、方法也有不同。如北美人不论是在向人打招呼还是告别，或者是要引起相距较远的人的注意，他们都是举臂，张开手，来回摆动。而在欧洲大多数地方，这个动作表示“不”。欧洲人在打招呼时，习惯于举臂，手在腕部上下挥动，好像篮球运动员运球的动作。意大利人和希腊人用的手势则完全不同，他们举手，仅手指向内勾动。

3. 召唤 在美国，要召唤令别人引起注意时，最普通的手势是举手（并竖起食指）到头部的高度，或者更高一些，另外有一种召唤人的手势是伸出食指（手掌朝着自己的脸），将该指向内屈伸。这个手势在澳大利亚和印度尼西亚等地，只用来召唤动物而不用于人，如用来召唤人则是一种很不礼貌的手势。在欧洲各地，要表示“到这儿来”的手势是举臂，手掌向下，然后将手指做搔痒状。

4. “V”字形手势 食指和中指分开成“V”字形，这几乎在全球都可被理解为

"胜利"或者"和平"。然而，在英国，如果你伸出食指和中指形成"V"字形，手掌和手指向着自己的脸，就被赋予了嘲弄、侮辱之意。今天我们看到许多人都打"V"字形手势来表示"胜利"或"和平"，并且手掌向内、向外都有，这是欠妥的。因此，在示意此手势时应当保持手掌向外的正确姿势。

5. "OK"手势 北美人经常热情地用这个手势：拇指和食指构成环形，其他三指伸直，表示"OK"，即赞扬和允许等意思。然而，在法国南部、希腊、撒丁岛地，其意恰好相反，这个手势表示"劣等品"、"零"或"毫无价值"。在希腊等地，这一手势还表示一句无声而恶毒的脏话。在日本，它的意思是"钱"，好像是构成一枚硬币的样子。在巴西、俄罗斯和德国，这象征人体上非常隐蔽的孔。因此，在这些国家，切记不要打这个"OK"手势。

6. 竖大拇指 这个手势在许多国家都非常普遍地被用来表示无声地支持和赞同，"干得好！"或者"棒极了！"以及其他多种赞扬的语意。在某些地区，这个手势却具有完全不同的意义。例如，在澳大利亚如果竖起大拇指上下摆动，这等于在侮辱人；北美人用竖起大拇指表示要求搭便车；在尼日利亚等地，这个手势被认为是非常粗鲁、下流的；在日本和德国，竖起大拇指是用来计数：在日本表示"5"，在德国则表示"1"。

7. 其他手势 用手呈杯状，做饮水动作，这是表达"我渴了"；两手合掌，把头倚在上侧手背上，紧闭双眼，做入睡状，表示"我很疲倦"；用手拍拍胃部，表示"我吃饱了"；用手在胃部划圈表示"我饿了"；两手相搓既可以表示"我很冷"、"很好"、"这里很安逸舒适"，也可以表达迫切期望、精神振奋、跃跃欲试等。

六、行礼

现代社会是一个开放的社会，过去那种"鸡犬之声相闻，老死不相往来"的情况已不复存在。我们需要不断扩大自己的社交范围，通过与各种人的交往，开阔视野，获得更多交流信息的机会。在交际应酬之中，相识者之间或不相识者之间往往都需要在适当的时刻向交往对象行礼，以示自己对对方的尊重、友好、关心与敬意。

（一）行礼的一般原则

一般情况下，年幼者应向年长者、职位低者向职位高者、未婚女子应向已婚女子（年迈德高者除外）先行礼，而资历、年岁相当者可不分先后互相敬礼。敬礼时要做到仪容端庄，不可口含香烟等。

在升国旗、演奏国歌时，必须就地驻足行注目礼或举手礼。

在不方便的场所如厕所、浴室、病房、理发厅或紧急场合，或遇水灾、火警、空袭等，可免于行礼。

（二）行礼的形式

在不同的历史时期、不同的文化背景之下，人们所采用的会面礼往往千差万别，互不相同。为人们所熟知的有点头礼、举手礼、脱帽礼、致意礼、握手礼、拥抱礼、亲吻礼、鞠躬礼、合十礼、拱手礼、吻手礼、吻足礼、碰鼻礼、叩头礼、跪拜礼、屈膝礼等。

1. 握手礼 握手礼是当今在我国乃至世界各国最为通行的会面礼，也是人们在日常生活中经常采用的礼节。握手不仅用于见面致意和告辞道别，在不同场合、不同情形里还可以表示支持、信任、鼓励、祝贺、安慰、道谢等多种意思，是沟通心灵、交流感情的一种行之有效的方式。

1）握手的时机 何时行握手礼取决于交往双方的关系、现场的气氛以及当事人的心情等多种因素。

（1）应当握手的场合 在办公室里、家中以及其他一切以本人作为东道主的社交场合，迎接或送别来访者之时，应与对方握手，以示欢迎或欢送；拜访他人之后，在辞行之时，应与对方握手，以示再会；在比较正式的场合同相识之人道别应与之握手，以示自己的离别之意和希望对方珍重之心。

应邀参与社交活动，如宴会、舞会之后，应与主人握手，以示谢意。在重要的社交活动，如宴会、舞会、生日晚会开始与结束时，主人应与来宾握手，以示欢迎与道别。当自己被介绍给不相识者时，应与之握手，以示自己乐于结识对方，并为此深感荣幸。遇到同事、朋友、邻居、长辈或上司时，应与之握手，以示高兴与问候。

较长时间未曾谋面的熟人，应与其握手，以示为久别重逢而万分欣喜；别人给予了自己一定的支持、鼓励或帮助时，应与之握手，以示衷心感谢；向他人表示恭喜、祝贺，如祝贺生日、结婚、生子、晋升、乔迁、事业成功或获得荣誉、嘉奖时，应与之握手，以示贺喜之诚意；他人向自己表示恭喜、祝贺之时，应与之握手，以示谢意；向他们赠送礼品或颁发奖品时，应与之握手，以示郑重其事；他人向自己赠送礼品或颁发奖品时，应与之握手，以示感谢。

对他人表示理解、支持、肯定时，应与之握手，以示真心实意，全心全意；得悉他人患病、失业、降职、遭受其他挫折或家人过世时，应与之握手，以示慰问。

（2）不需握手的场合 因种种原因不宜同交往对象握手时可免行握手礼。例如，对方手部负伤，或手上负重；对方正忙于他事，如打电话、用餐、主持会议、与他人交谈等；对方与自己距离较远；对方所处环境不适合握手等。

2）握手的方式 握手的标准方式：行至距握手对象约 1 米，双腿立正，上身略向前倾，伸出右手，四指并拢、拇指张开与对方相握。握手时应用力适度，上下稍许晃动三四次，随后松开手来，恢复原状。具体来说，握手时应注意以下问题。

（1）神态 与人握手时，应神态专注、热情、友好、自然。通常情况下，还应面含笑意，目视对方双眼，并且口道问候。切勿敷衍了事、漫不经心，或傲慢冷淡。如迟迟不握他人早已伸出的手，或是边握手边东张西望，目中无人，甚至忙于跟其他人打招呼，都是不礼貌的。

（2）姿势 向他人行握手礼时，应起身站立。除非是长辈、女士和病残者，否则坐着与人握手是不合适的。握手时双方最佳距离为 1 米左右，因此，双方均应主动向对方靠拢。若只有其中一方趋前而另一方无响应，则显得一方有意讨好或冷落另一方。若距离过近，手臂难以伸直，也不雅观。握手时最好是双方的手各从侧下方伸出，伸直相握后形成一个直角。

(3) 手位　在握手时，手的位置至关重要。常见的手位有两种：①单手相握，以右手与人相握，是最常用的握手方式。手掌垂直于地面最为适当，表示自己不卑不亢，称为“平等式握手”。②双手相握，即用右手握住对方右手后，再以左手握住对方右手的手背。这一方式有时亦称“手套式握手”。这种方式适用于亲朋故交之间，用以表达自己的深厚情谊。一般而言，此种握手方式不适用于初识者与异性，因为它有可能被理解为讨好或失态。

(4) 力度　握手时，为了向交往对象表示热情友好，应当稍许用力，与亲朋故旧握手时，所用的力量可以稍微大一些；而在与初次相识者以及异性握手时，则不可用力过猛。总之，在与人握手时，不可以毫不用力，使对方感到缺乏热忱与朝气，也不宜矫枉过正，用力过大，而又使对方感到尴尬难堪，甚至怀疑有示威挑衅之嫌。

(5) 时间　在一般情况下，与他人握手时间不宜过短或过长，时间应控制在3 s以内。若握手时两手稍触即分，显得走过场，或像是对对方怀有戒意。而与他人握手时间过久，尤其是拉住初次见面者或异性的手长久不放，则显得有些虚情假意，甚至会被怀疑为“想占便宜”。

3) 握手时伸手的先后次序　在正式的场合，行握手礼时最为重要的礼仪问题是握手的双方应当由谁先伸出手来“发起”握手。

(1) “尊者决定”原则　根据礼仪规范，握手时双方伸手的先后次序，应当遵守“尊者决定”的原则，并且具体情况具体对待。在两人相握时，首先各自应确定握手双方彼此身份的尊卑，然后由位尊者首先伸出手来，即尊者先行。位卑者只能随后予以响应，而决不可贸然抢先伸手。“尊者决定”这一原则，既是为了恰到好处地体现对位尊者的尊重，也是为了维护在握手之后的寒暄应酬中位尊者的自尊。

(2) 具体应酬方式　男士与女士握手，应由女士先伸手。如女士无握手之意，男士点头鞠躬致意即可，切不可主动去握住女士的手。长辈与晚辈握手，应由长辈先伸出手。上级与下级握手，应由上级先伸出手，但如果是主宾关系，做主人的尽管是下级也应先向上级伸出手表示欢迎。老师与学生握手，应由老师先伸出手。总之，在社交场合，社会地位高者、年长者、女士、主人享有握手的主动权，故与之握手时应等其先伸出手。而朋友、平辈见面，先伸出手者则表现出更有礼貌。

某些特殊情况，若是一个人需要与多人握手，则握手时应讲究先后次序，由尊而卑，即先上级后下级，先年长者后年幼者，先长辈后晚辈，先老师后学生，先女士后男士，先已婚者后未婚者。

在公务场合，握手时伸手的先后次序主要取决于职位和身份。而在社交、休闲场合，则主要取决于年龄、性别、婚否。在接待来访者时则较为特殊，当客人抵达时，主人有义务首先伸出手来与客人相握(无论客人是男是女，作为主人，女士应该先伸出手，男士也可先伸出手)；而在客人告辞时，则应由客人首先伸出手来与主人相握。前者是表示欢迎，后者则表示再见。若这一次序颠倒，则极易产生误解。

上述握手时的先后次序可用以律己，却不必苛求于人。当自己处于尊者之位，而位卑者抢先伸手要来相握时，还是要与之配合为妥。若是过分拘泥于礼仪，对其视若不见，置之不理，让对方进退两难或当场出丑，也是失礼之举。

4）握手的禁忌　在人际交往中，行握手礼虽十分寻常，但是由于它被用来传递多种信息，故应努力做到合乎规范，并避免犯以下禁忌。

(1) 用右手握手是约定俗成的礼仪，如伸出左手，是十分失礼的，尤其是在与阿拉伯人、印度人打交道时要牢记这点，因为在他们看来左手是不洁的。

(2) 不要在握手时争先恐后，特别是与基督教信徒交往时，要避免两人握手时与另外两人相握的手形成交叉状，这种手形类似十字，在基督教信徒眼中是很不吉利的。

(3) 不要戴手套与人握手，但据西方传统，地位高的人和妇女有戴手套握手的特权，故女士在社交场合戴着薄纱手套与人握手是被允许的。不要在握手时戴墨镜，只有患有眼疾或眼部有缺陷者可例外。

(4) 不要在握手时另外一只手依旧拿着东西不放（如行李、香烟等），或将另外一只手插在衣袋里。

(5) 不要在握手时面无表情，不置一词，好像无视对方的存在，纯粹是为了应付。也不要在握手时长篇大论、点头哈腰、滥用热情，显得过分客套。这样非但不会令对方受宠若惊，反而会让对方不自在、不舒服。

(6) 不要只握住对方的手指尖。递给对方一节冷冰冰的手指尖，似乎是迫于无奈（这种握手方式在国外称为“死鱼式握手”，公认为失礼的做法），好像故意与对方保持距离。正确的做法是握住整个手掌，即使对方为异性，也应如此。

(7) 不要以不清洁或患有传染性疾病的手与他人相握。更不要与人握手之后，立即揩拭自己的手掌，好像接触了对方的手就会使自己受到“污染”似的。

(8) 不要拒绝与他人握手。

2. 鞠躬礼　人们用来表示对对方恭敬、答谢或致歉的一种常用方法。在国内适用于多种场合，如向他人表示感谢、晚辈对长辈、学生对老师、下级对上级、同学之间、同事之间、举行婚礼或参加追悼活动等都可行鞠躬礼。受礼者一般应以同样姿势还礼，但如果受礼者是长者、领导，也可点头致意或握手答礼。

施礼时应脱帽立正，目光注视受礼对象，然后弯腰使上身前倾，随即恢复原状。男士双手应贴放于身体两侧裤线处，女士的双手则应下垂搭放在腹前。一般弯曲15°左右表示致意，弯曲30°左右表示诚恳的谢意或歉意。特殊情况，如悔过、谢罪或追悼会等行90°的大鞠躬。下弯的幅度越大，所表示的敬重程度就越大。鞠躬的次数可视具体情况而定，唯有追悼活动才采用三鞠躬，故在喜庆场合鞠躬的次数不要为三。鞠躬礼在日本、韩国、朝鲜尤为盛行，日本人见面一般不握手，而习惯相互鞠躬。他们的鞠躬可分为15°、45°、90°三种，鞠躬的深度表示对被问候人的尊敬程度。

3. 点头礼　又称颔首礼，适用的情况有：路遇熟人；在会场、剧院歌厅等不宜与人交谈之处；在同一场合碰上已多次见面者；或仅有一面之交者在社交场合相逢；遇上多人而又无法一一问候之时。行点头礼时，一般不戴帽子，将头部向下轻轻一点，同时面带笑容，不宜反复点头不止，点头的幅度也不必过大。

4. 举手礼　行举手礼的场合与行点头礼的场合大致相似，它最适合向距离较远的熟人打招呼。行礼时右臂向前上方伸直,手掌心向着对方,其他四指并齐,拇指叉开,轻轻向左右摆动一两下。

5. 脱帽礼 戴着帽子的人在进入他人居所、路遇熟人或与人交谈、握手或行其他会面礼、升国旗、演奏国歌等情况下,应自觉主动地摘下帽子并置于适当之处,这就是所谓的脱帽礼。女士在社交场合可以不脱帽子。

6. 注目礼 行注目礼时应起立,抬头挺胸,双手自然下垂或贴放于身体两侧,面容庄重严肃,双目正视被行礼对象,或随之缓缓移动。在升国旗、游行检阅、开业挂牌、剪彩揭幕等情况下,适用注目礼。行注目礼时不可歪戴帽子、斜穿衣,东歪西靠,大声喧哗,嬉笑打闹。

7. 拱手礼 我国民间传统的会面礼,主要适用于过年举行团拜活动时,向长辈祝寿,向友人恭喜结婚、生子、晋升、乔迁,向亲朋好友表示感谢。行拱手礼时应起身站立,上身挺直,两臂前伸,双手在胸前高举抱拳,左手捏空拳,右手抱左手,自上而下(或自内而外)有节奏地晃动两三下。

8. 合十礼 亦称合掌礼,即双手十指相合为礼。原为古印度的一种礼节,后为各国佛教徒沿用为日常普通礼节。行礼时面对受礼者,双掌合拢并齐,手指向上,指尖与鼻尖基本持平,手掌稍向外侧倾斜,双腿并拢站立,上身微欠低头。一般来说,行此礼时合十的双手举得越高,越体现出对对方的尊重,但原则上不可高于额头。行合十礼时,可以口颂祝词或问候对方,亦可面含微笑,但不准手舞足蹈、反复点头。在东南亚、南亚信奉佛教的地区以及我国傣族聚居区,合十礼最为通用。

9. 拥抱礼 在西方,特别是在欧美国家,拥抱礼是十分常见的见面礼与道别礼。在人们表示慰问、祝贺时,拥抱礼也十分常用。正规的拥抱,讲究两人正面相对站立,各自举起右臂将右手搭在对方左肩后面;左臂下垂,左手扶住对方右腰后侧。首先各向对方左侧拥抱,然后各向对方右侧拥抱,最后再一次各向对方左侧拥抱,一共拥抱三次。在普通场合行此礼,不需如此讲究,次数也不必要求如此严格。在我国,这种礼节一般用于外事活动或亲近的人之间。除某些少数民族外,拥抱礼不常采用。

10. 亲吻礼 西方国家常用的一种会面礼。有时它会与拥抱礼同时采用,即双方会面时既拥抱,又亲吻。行亲吻礼时,通常忌讳发出亲吻的声音,更不应将唾液弄到对方脸上。在行礼时,不同身份的人,相互亲吻的部位有所不同。长辈吻晚辈,应当吻额头;晚辈吻长辈,应当吻下颌或吻面颊;同辈、同性之间宜贴面颊,异性应当吻面颊。交往未深的男女之间,或对尊贵的女士,男性只能吻其手指或手背。

11. 吻手礼 主要流行于欧洲国家。行礼时,男士行至已婚妇女面前,先垂首立正致意,然后以右手或双手捧起女士的右手,俯首以微闭的嘴唇,象征性地轻吻一下对方的手背或手指。行吻手礼的地点最好在室内,吻手礼的受礼者只能是已婚妇女。手腕及手腕以上部位是行吻手礼的禁区。

第二节 护理工作中的仪态礼仪

举止在护患思想和感情的交流中起着重要的作用。当护士与患者沟通时,态度和蔼、举止得当将有助于患者放心地交流。如果态度匆忙、举止急切,则会使患者感觉护士没有充裕的时间而不愿意表述或倾吐内心的感受。因此,护士在护理工作中应注意保持规范和优雅的举止。例如,与患者交流当中的手势应用,同患者、同事见面时的相互致意,接听电话,接待住院患者等,都应体现出良好的基本素质与礼仪修养。护士的举止要求:尊重患者、维护患者利益;尊重习俗、遵循约定俗成的礼仪规范,并和具体环境相结合;尊重自我,掌握分寸,做到"站立有相,落座有姿,行走有态,举手有礼",努力创造出一个文明、优雅、和谐、舒适、适于患者休养的良好环境和医护工作环境。

一、站立有相

护士在工作中应始终保持规范而不呆板、稳重而不失活泼、健康而富于礼貌、充满朝气而又诚恳谦逊的体态。

站立时头正颈直,双目平视,面带微笑,表情自然平和;挺胸收腹,两肩平行、外展放松,立腰提臀;两臂自然下垂,两手相握在腹前;两腿并拢,两脚呈"V"字形(两脚尖间距 10～15 cm)、"丁"字形或"Ⅱ"(平行)形;全身既挺拔向上,又随和自然(见图 4-10、图 4-11、图 4-12)。

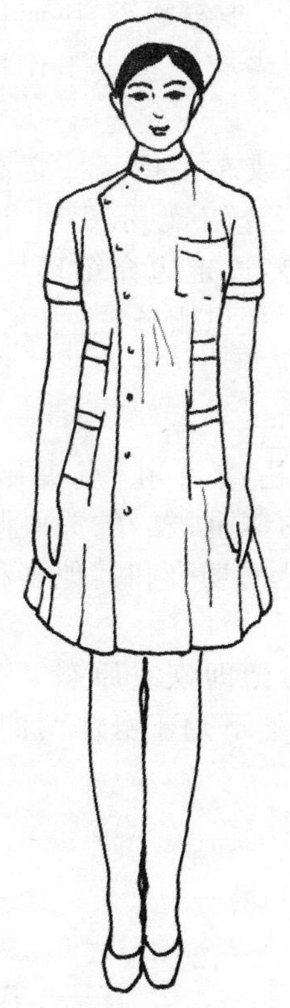

图 4-10 护士基本站姿

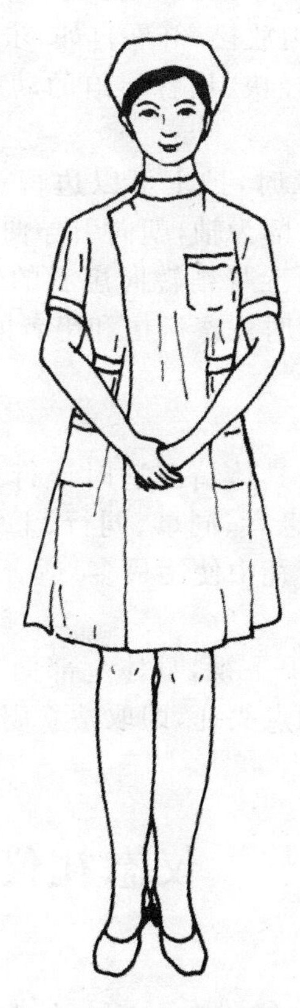

图 4-11 护士正脚位小八字步站姿

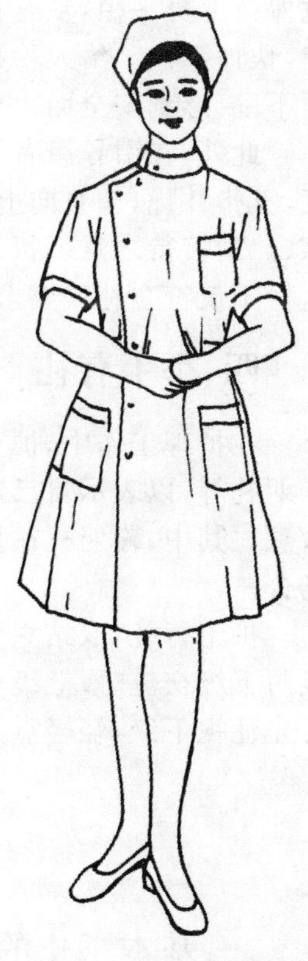

图 4-12 护士侧脚位丁字步站姿

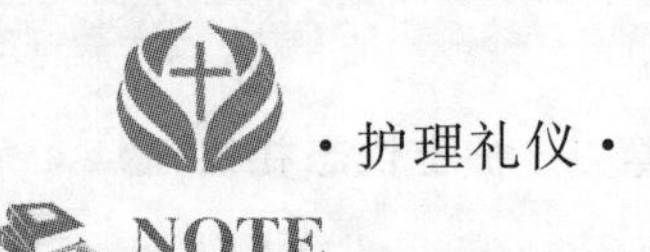

二、落座有姿

护士在工作中要注意表现出服务意识，不应随意就座，并流露出倦怠、疲劳、懒散的情绪或姿态。

规范的坐姿：取站立姿态，右脚后移半步，单手或双手捋平衣裙，轻稳落座在椅面的前 1/3 或 2/3 处，挺胸抬头，两眼平视，躯干与大腿、大腿与小腿均呈 90°角；双脚平放在地面上，足尖向前；双掌心向下，两手相叠置于一侧大腿中部。

三、行走有态

护士在工作岗位上的行姿应该是轻盈、敏捷，给人以轻巧、美观、柔和之感，显示出护士的端庄、优雅、健美与朝气。

护士规范的行姿：以站立姿态为基础，脚尖朝向正前方，收腹挺胸，两眼平视，双肩平衡略后展，两臂自然摆动或持物在胸前，步履轻捷，柔步无声，充满活力。

行走时应精神饱满，步态轻盈自然，步幅恰到好处，步速稳健快捷，步位落点适宜。两臂前后摆动，摆幅一般不超过 30°。

护士的快行步通常是在抢救患者、处理急诊、应答患者呼唤时为赶速度、抢时间而表现出短暂的快步。这是为了达到以行代“跑”的目的。护士行快步时，应注意保持上身平稳，步态自然，肌肉放松，舒展自如，步履轻快有序，步幅减小，快而稳健，快而不慌。给人一种矫健、轻快、从容不迫的动态美。使患者感到护士工作忙而不乱，感到安全而由衷的信赖。

此外，在引导患者进入病区时，护士可以边行走边将右手或左手抬至一定高度，五指并拢，掌心向上，以其肘部为轴，朝向引导伸出手臂进行介绍，以示欢迎、诚恳、热情接待之意。行走时采用上身稍转向患者的侧前行姿势，边走边介绍环境，这样不仅符合礼仪要求，又能随时观察病情和患者的意愿，及时提供服务。

四、举手有礼

在护理工作中，护士应根据具体情况适时地行礼，如握手礼、举手礼、点头礼、鞠躬礼等，以表示自己对来宾、患者、同事、同行、上级和尊长的尊重、友好、关心与敬意。其中，鞠躬礼在护士的行礼中使用最多，适合于正式庄严的场合和其他多种场合。

护士行礼：取站立姿态，双眼平视，身体上部向前倾斜 30°，随即恢复原态。上级与下级交流时，上级也可使用点头礼，即取站立姿态，两臂自然下垂于身体两侧，目光注视下级，轻轻点头施礼。

第三节　仪态礼仪实训

一、基本举止的训练

（一）站姿训练

1. 第一阶段练习　①基本站姿训练：背贴墙壁站好，尽量将后脑、肩、臀、小腿及足跟与墙壁紧密接触，并按照训练要领保持一段时间，体会正确站姿的身体各部的位置。假若上述部位无法接触墙面，则说明你的站立姿势尚不正确。②平衡感练习：身高相近者两人一组，背靠背紧紧相贴，按上述站立要求进行站立训练。强化训练时还可在各点夹上报纸，练习平衡感与挺拔感。

2. 第二阶段练习 在基本站姿训练到位后，可练习其他各种站姿，达到站姿的稳定和优雅自如。

（二）坐姿训练

坐姿是体态美的重要内容。美的坐姿应给人端庄稳重之感，要求"坐如钟"。

为了便于练习，坐姿的训练过程可采用分解动作进行训练。首先，练习者取基本站姿，站在椅子正前方约 20 cm，右腿向后挪半步，此时把身体重心移至右腿上，以右腿为支点，保持立腰、上身挺直（着裙装的女性应轻轻抚平裙摆），轻盈入座，两腿并拢放好，两手取基本手型叠放并置于左腿或右腿上，保持标准坐姿。离座时为做到自然稳当，应将右脚向后收半步，随后站起时以右脚为支点，使身体重心落在右脚上，起立时要注意保持上身直立。站稳后方可离开。

根据动作要领，分别练习各种坐姿，并练习从不同方向走向椅子入座，重复练习。可采用集体训练和小组内互检的方法。练习坐姿，除了按要求保持腿部的美感以外，还应注意上身背部挺直，下颌微收，挺起胸膛，双腿并拢，坐位适度。

（三）行姿训练

优美的行姿，就是一道风景。要求"行如风"。

正确行姿：抬头，下颌微吸，两眼平视，面带微笑，背部挺直，挺胸收腹，两臂自然摆动，脚尖向前，步伐正直，步态轻盈，步幅均匀，表现出工作中矫健轻快、从容不迫的动态美。

步伐正直：行走时两脚踩在一条直线上。

步幅均匀：每步距离约等于一脚的长度。

步态轻盈：步行时，抬起的那只脚脚腕应向下用力，使脚掌与地面平行，起步时身体前倾，重心落在前脚掌上，同时抬起另一只脚，并伸直膝盖，落步无声。

练习方法：第一步，练习腰腿力量。双手固定腰部，正步出脚，脚背绷直，踮脚行走。第二步，练习颈背挺直。头顶书本，按上述要求，但不踮脚行走。第三步，修正脚步。两脚内缘的落点力求在一条直线上。第四步，训练全身协调运动，轻步行走，达到柔步无声。

在病区里，要求医护人员的步伐轻盈敏捷，悄然无声。因为拖着脚行走、脚步声沉重的步态不仅不美观，更主要的是影响患者的休息。所以，一定要认真练习，以达到步态轻快无声。

（四）蹲姿训练

在站姿的基础上，两脚前后分开约半步，单膝点地或双腿一高一低、互为倚靠，单手或双手捋平裙摆，身体下蹲，用单手或双手从正面或侧面拾取物品。

护士在护理实践中应用或保持各种基本体态时，应根据力学原理，注意节力。

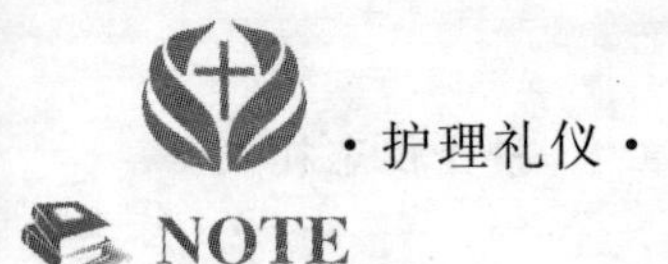

NOTE

（五）行礼训练

1. 鞠躬礼 取站立姿态，双眼平视，身体上部向前倾斜15°～30°随即恢复原态。

训练方法：行礼时注意以髋为轴，上身挺直，并随轴心运动向前倾斜，目光落在自己前方1～2 m处，双手交叠或相握，随身体的前倾而自然下垂。注意纠正行礼时低头含胸、弯腰驼背或仰首观望、目光游移等不良姿态。并注意双手不可按在腹部，或挟着双腿，否则有损行礼者的风度与形象。练习时，小组内成员相互行礼，或集体训练行礼。

2. 握手礼和点头礼 两人一组，相互注视对方，面带微笑，练习施礼；设定情境，以小组为单位，进行握手礼与点头礼的角色扮演。

总之，通过训练，使自身举止庄重大方，文明规范，做到站有站相，坐有坐姿，行有行态，举手有礼，不失良好教养和护理礼仪风范。

二、护理工作中的仪态训练

（一）情景设置

（1）情景设置一：在某医院门诊大厅，李护士是今天的导诊护士。这时一位头发花白的老人在家人的搀扶下，从大门缓慢走进来，李护士迎了上去，引导来诊者坐在就近的椅上，然后推来轮椅，护送来诊者到就诊地点。

（2）情景设置二：患者，李玲，女，57岁，胃大部切除术后第5天。一位护士准备为患者进行注射治疗……操作完毕后护士发现患者的手帕落在床头地上，捡起后交给患者。

（3）情景设置三：病房内，护士长带领3名护士进行床边交班，护士手持病历夹。交班时王护士发现，3床的椅子在门边放置，等大家走出病房后，王护士将椅子搬回病床床尾。

学生按照以上情景设置进行角色扮演。

（二）护理工作中的仪态礼仪训练

（1）导诊护士练习站立、行走和引导手势，要求姿态优美，动作规范。

（2）病房护士练习站立、推车、端治疗盘、行姿、蹲姿的礼仪，要求角色扮演真实，互换对话合理。

（3）病房护士练习站姿、行姿、持病历夹和搬放椅子的方法，要求姿态优美，动作规范，无响声。

（4）根据不同场景选择不同的姿势，做到姿势正确、优美。

（三）训练评价

1. 评判能力评价 评价展示的内容是否全面，情景安排是否连贯、流畅。

2. 技能发展评价 评价各种姿态是否标准，衔接是否流畅，动作是否符合规范要求，还存在哪些问题。

3. 团队协作评价 评价小组完成是否顺利，表演中是否体现了协作精神。

4. 创新精神评价 评价组织设计是否新颖、有创意。

5. 职业情感评价 评价学生表情是否自然、大方，展示中是否精神饱满、面带微笑，行为和对话中是否体现了对患者的体贴和关爱。

习题

一、单项选择题

1. 做客时入座动作要(　　)。

A. 快捷　　B. 轻稳　　C. 缓慢　　D. 急促

2. 行握手礼时，礼貌的伸手方式是伸出右手(　　)。

A. 手掌与地面垂直　　B. 手掌向下倾斜

C. 随意　　D. 手掌向上倾斜

3. 男子与妇女握手时，应只轻轻握一下妇女的(　　)。

A. 指尖　　B. 手掌　　C. 手指　　D. 手腕

4. 路遇他人应(　　)。

A. 靠右侧行走　　B. 主动侧身让路

C. 快步行走　　D. 互不相让

5. 客人来访时，我们要为客人打开房门，当房门向外开时应(　　)。

A. 客人先进　　B. 我们先进

C. 同时进门　　D. 互相礼让，都不进

6. 上下楼梯或在楼道行走时应(　　)。

A. 靠右侧行走　　B. 靠左侧行走

C. 走中间　　D. 随意

二、简答题

1. 社交礼仪中对基本站姿、坐姿、行姿的规范和要求是什么?

2. 如何正确实施握手礼? 行握手礼时应避免哪些禁忌?

3. 护理工作中，对护士的举止要求有哪些? 如何进行举止礼仪的模拟训练?

(赵惠玲、张亚林)

第五章　护士言谈礼仪

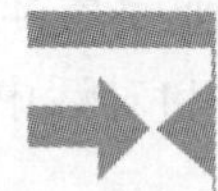

学习目标

知识目标:1. 说出言谈的特征。
2. 说出护理操作中的言谈技巧、情景语言。

技能目标:在护理实践中应用各种情景语言。

社会目标:1. 能够深切体会护士言谈礼仪对护患关系有积极的社会效应。
2. 能够认识到良好的言谈礼仪对护患交流的和谐起到很大的作用。

案例引导

护士小马在普外科实习,有一次她去为一位60多岁的直肠癌患者输液,患者因为罹患癌症心情十分郁闷,便向她诉说自己的苦恼。小马听了后回答说:“你愁什么,你还算好的,得的是直肠癌,还可以开刀做手术,至少还能多活几年。你没看见前两天走的12床吗?得的是肝癌,没过两个月就报销了。再说了,你60多岁得癌算运气好的,原先住你这张床的那位患者30多岁就得癌症死了,你该知足了。”患者听了后心情更加郁闷,情绪更加低落,整天唉声叹气。患者家属气愤地说:“这个护士怎么这么不会说话!”

思考:护理人员遇到这种情况的时候应该怎样和患者交谈才能建立和谐的护患关系?

言谈是语言和谈吐的统称,是人们为了某种目的在一定的情景中以口头形式运用语言的一种活动,是人类利用语言进行交流的一门艺术。言谈在社会活动中可以帮助人们传递信息、交流思想、增进了解、加深认识。言谈可以反映一个人的内心世界、品德修养、文化水平和个人志趣等。常言道:“言为心声”,“听其言,观其行”。

护理人员在与护理服务对象进行接触的过程中,言谈是护理工作者应当掌握的基本工作技巧之一。由于职业的特殊性,护理人员的言谈可以“治病”,也可以“致病”,言谈的过程直接关系到患者的生命和健康。因此,在护理工作中,护士一定要遵循相应的言谈礼仪,使用恰当的沟通技巧,因为有效的沟通是护患沟通的桥梁，是护患沟通成功的金钥匙，把握了沟通技巧，也就把握了成功。

第一节　言谈中的基本礼仪

语言的表达水平离不开思想文化的修养、生活经验的积累、对语言文字表达方法的通晓以及对题旨情境的理解和适应。除此之外，创造一个支持性的沟通环境对于沟通的顺利展开也起着极为重要的作用。因此，为了获得较好的言谈效果，一定要了解言谈的基本特征，自觉遵循相应的言谈礼仪。

一、言谈的基本特征

言谈具有口语化、大众化、互动性、综合性、生动性、灵活性、临场性、随机性等特点，因此成为人们使用最频繁、最广泛的交际手段，是人们生活中不可缺少的重要组成部分。

（一）口语化和大众化

言谈使用的是口头语言，它和书面语言不同。首先，口语的语音具有易逝性。书面语是以文字的形式记录下来的语言，主要用于看，形式的保留具有持久性。而口语是说的语言，主要用于听。口语的语音具有易逝性，也就是一句话讲出来，就是最终的形式，而这种形式保留的时间很短，在人们脑海中只能留下短暂的记忆。因此，在运用口语进行交际时，应当尽量避免过多地使用专业术语、晦涩难懂的词汇以及寓意深奥的句子。

相声《文章会》中的“马大学问”为了显示自己读书人的身份，把看书叫“阅阅书”，写字叫“习习字”，画画叫“绘绘画”，这样的说法不仅说起来拗口，听上去也别扭，还透着酸腐之气。还有这样一个例子，有一位人口普查员问一位七十多岁的老太太：“有配偶吗？”老太太愣了半天，然后反问：“什么配偶？”普查员只得换种说法：“就是老伴呗。”老太太笑了：“你说老伴不就得了，俺们哪懂得你们文化人说的什么配偶哩！”这位普查员两次所说指的是同一个意思，但进入交际过程后，前一种说法因为没有针对交际对象的年龄及文化程度特点，所使用的书面语无法为交际对象所理解和接受，造成了交际障碍。而调整为第二种说法后，适应了交际对象的需要，使得言谈得以顺利进行。

其次，口语的言语形式具有简散性。由于口语表达往往是边想边说，因此不可能对语言进行细致的润色和加工，所以无论在遣词用句、组织结构、语法规范等方面都会显得有些粗疏，表现出简略和松散的特点。口语的用语简明概略，往往运用短句使表意更为清晰，有时还采用脱落、省略、隐含等形式使表达更为明了。口语的言语结构松散，关联词少，语序灵活，易位现象多，追加句、倒序句、跳脱句、插入语等使用频繁，这些都和书面语形成了比较大的区别。

如我国著名物理学家杨家福教授在回答友人的时候，有这样一段对话。

问：您能用一句话来概括您的人生哲学吗？

答：让祖国在世界上发出更灿烂的光辉。

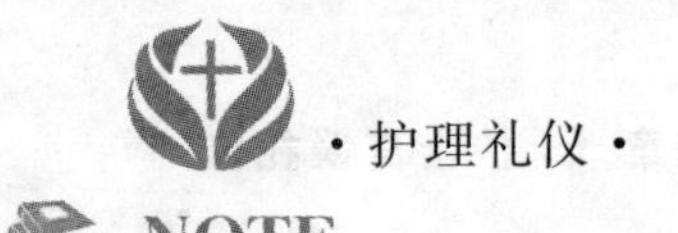

问:作为科学家,您喜欢文学艺术吗？是音乐、美术,还是文学？

答:都喜欢。

问:您业余时间最喜欢做什么？

答:阅读各种书刊,欣赏大自然。

问:您觉得自己最好的休息方式是什么？

答:散步、听音乐。

问:如果您喜欢或欣赏一个晚辈,用什么方式来表达？

答:给他更大的信任,挑更重的担子。

问:如果您讨厌一个人,用什么方式来表达？

答:避而远之。

以上这段对话,极少有修饰成分,多使用省略语,有些甚至是一个简单的词语,但是这并不影响意思的表达和交际的顺利进行。简洁的口语使得意思表达更为清晰且通俗易懂,给人以明快之感,符合大众的欣赏习惯。

由于口语具有上述特点,因此在交际时应当尽量使用大众化的口头语言,使得表达更简明、更通俗、更生动、更灵活、更贴近生活,更为人所理解。

（二）互动性和综合性

言谈是一种人与人之间的交际活动,一方要根据另一方的反应作出相应的反应,而且听者和说者的地位随着交流的需要在不断地转化,所以它具有“过程互动性”特质。在这样的人际互动中人们学习并完善交际技巧、沟通方式,成功地完成向社会人转换的过程。

言谈又是一种特殊的社会实践活动,任何人只要作为口语表达者参加这种特殊的社会实践活动,就会综合反映出个人的语言能力和交际能力。美国语言学家、宾夕法尼亚大学教育研究院院长戴尔·海姆斯(Dell Hymes)指出:“我们必须解释这一现象,即正常儿童掌握句子知识时,不仅考虑是否合乎语法,还要考虑是否得体。他们所掌握的语言能力包括什么时候说话,什么时候不说话,跟谁谈什么事,什么时候谈,在什么地方谈,用什么方式谈。总之,一个儿童逐渐学会完成各种语言行为、参加到语言活动中来,并对别人的语言实践进行估价。”由此不难看出,良好的言谈除了有赖于一定的语言能力外,还十分重视交际者的语用能力,除了注重言语本身的表达,还注重人际礼貌、身份协调和跨文化冲突等交际规则的领会,它是一个综合了听觉、视觉、感情、记忆、思维、评价、认识、创造等活动的动态实践过程。

有一位青年记者在不了解被访问者情况的条件下,去采访一位中年女科学家。青年记者问这位女科学家:“请问,您毕业于哪所大学？”女科学家回答:“对不起,我没有上过大学,我搞科研全靠自学,我认为这样也能成才。”记者一愣,然后说:“您又成功地完成了一个科研题目,请问您的新课题是什么？”女科学家皱了皱眉头说:“看来您并不了解我的工作,我一直致力于这个项目的科学研究,目前只是又有了一些新的突破,但远远没有成功,所以谈不上什么新课题。”记者一听很尴尬,企图转换话题以缓和气氛,于是问:“您的孩子在哪里上学？”女科学家说:“我早已决定把毕生的精力贡献给自己的事业，因此我一直独身至今。请原谅，这个问题我不愿多谈。好吧，我的工作在等待着我，恕我不奉陪了。"

这位青年记者没有全面地了解采访对象的研究经历、生活状况，交际时说了一些冒昧不得体的话，导致采访不欢而散。可见，言谈不仅仅需要具备言语能力，还需要具有综合素养，这关系到言谈的成功与失败。

（三）生动性和灵活性

口语是一种生动、活泼、富于变化、充满情感的语言。运用这样的语言进行交际，明白流畅、真切随意、轻松自然。如：

"松二大爷，夏家的那个娘们儿是怎回事?"老头子头上的筋挑起来，仿佛有谁猛孤丁地揍了他的嘴巴。"臭狗屎！提她?"啪的往地上唾了一口。

"可是没人敢惹她!"我用着激将法。

"新鞋不踩臭狗屎!"

……

"大概也有人以为她怪香的?"

"那还用说！一斗小米，一尺布，谁不向着她；夏家爷俩儿一辈子连个屁也不放在街上。"(《柳屯的》)

这里，口语中的"新鞋不踩臭狗屎""一斗小米，一尺布"和"一辈子连个屁也不放在街上"分别表示的是"犯不着去惹她""用小恩小惠收买人心"和"吝啬得出奇"的意思，表达了说话人鄙视的心情，语言生动，富于强烈的情感。

言谈的话题丰富，日常生活中的一事、一物、一人、一景都可以成为交际的话题，交际的内容常常会随交际双方兴趣、爱好，特定的心理情绪、情境氛围等发生变化。人们在进行言谈时常常会采用灵活的言语形式，表现出各自不同的言语表达风格，这些都体现了言谈的多样化和灵活性。

毛泽东拥有鲜明独特的演讲风格。在《改造我们的学习》中有这样一段话："这两种人都凭主观，忽视客观实际事物的存在。或作讲演，则甲乙丙丁，一二三四的一大串；或作文章，则夸夸其谈的一大篇。无实事求是之意，有哗众取宠之心。华而不实，脆而不坚。自以为是，老子天下第一，'钦差大臣'满天飞。这就是我们队伍中若干同志的作风。这种作风，拿了律己，则害了自己；拿了教人，则害了别人；拿了指导革命，则害了革命。"

这段话，句子长短参差，整散结合，节奏铿锵，朗朗上口。有层递、对比、对仗、反复等修辞格，有同义词、反义词的对照关联，有口头语、惯用语，也有书面语、文言词，但都很平白。当毛泽东同志用他那雄浑洪亮的嗓音和抑扬顿挫、疾徐有致的语调演讲时，产生的音韵美、修辞美足以使在场的人受到强烈的感染。

美国前总统尼克松在他出版的著作《领袖们》中，将周恩来列入 20 世纪少有的几位伟人之列，与丘吉尔、戴高乐相提并论。他在论及周恩来的智慧和谈话艺术时说："周恩来的敏捷和机智大大超过我所知道的其他任何一位世界领袖，这是中国人独有的、特殊的品德，是多少世纪以来的历史发展和中国文明的精华的结晶。在谈话中，周恩来仔细地分辨每个词语的不同含义及它们之间的细微差别；在谈判

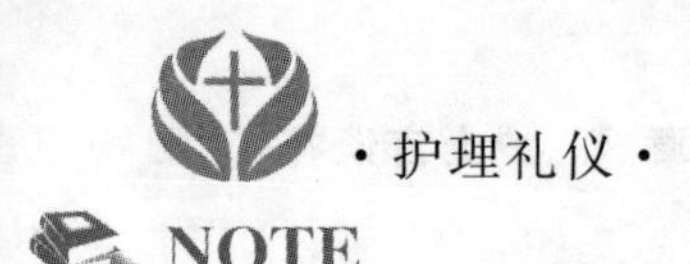

中，他用迂回的办法避开争论之点；在外交上，他有时善于通过似乎不重要的事情来传递重要的信息。”周恩来的口语风格严密、审慎、析理入微，很少借助其他辞藻表现他的才能，而是依靠内在充实的材料和逻辑分析显示他的演说力量。

在言谈中，这样的例子不胜枚举。正如语言学家王力先生所说：“会说话的人不止一种：言之有物，实为心声，一謦一欬，俱带感情，这是第一种；长江大河，源远莫寻，牛溲马勃，悉成黄金，这是第二种；科学逻辑，字字推敲，无懈可击，井井有条，这是第三种；嘻笑怒骂，旁若无人，庄谐杂出，四座皆春，这是第四种；默默端坐，以逸待劳，片言偶发，快如霜刀，这是第五种；期期艾艾，隐蕴词锋，似讷实辩，以守为攻，这是第六种。”

（四）临场性和随机性

言谈总是在一定的对象、一定的场合、一定的环境、一定的话题中进行的。交际的过程中，常常会有沉默、冷场、尴尬、冲突，会出现一些言语禁忌、突如其来的变故、难以预测的事态等，使得交际难以持续下去，这往往需要交际双方临阵不乱、随机应变，巧妙地摆脱困境。纪晓岚巧应乾隆的传说，便是一个很有趣的例子。

清代著名学者、《四库全书》总编纂纪晓岚机敏过人，能言善辩。有一次，乾隆皇帝去察看《四库全书》的编撰情况，适逢纪晓岚因天气炎热打着赤膊在屋里编稿。一听皇帝驾临，他来不及穿衣服接驾，慌忙钻到桌子下面，叫人谎称不在。过了好一会儿，房内鸦雀无声，纪晓岚从桌底钻出，问道：“老头子走了没有？”其实乾隆并未离去，这一听十分了得，龙颜大怒，责问纪晓岚为什么叫“老头子”？纪晓岚自知话已无法收回，闯下了大祸，情急之中，他略加思索，随即说道：“皇上万寿无疆，谓之‘老’，位居万民之上是为‘头’，人称天子是为‘子’，合起来即为‘老头子’。”乾隆听后，无懈可击，也被纪晓岚的狡辩逗乐了。纪晓岚在突发事件中随机应变，既摆脱了欺君之罪，又奉承了皇上，可谓一石双鸟，使交谈出现了“柳暗花明”的新天地。

二、言谈中的基本礼仪

言谈是人们交流思想、达到互相了解、协调行为的工具，它能最有效地表情达意、传递信息。良好的言谈交流能使人心情舒畅，达到最佳的交流效果。不良的言谈交流则会使人反感，影响交际的成功。因此，学习掌握言谈交流的艺术就显得至关重要。

（一）谈话选题恰当

在护患交流的过程中一定要注意话题的选择，选择合适的话题是交谈成功的基础。

谈话时，选题内容是否恰当是关系沟通成败的决定性因素。恰当的谈话内容给人以启迪和教育，不当的选题则会使人感到无聊或反感，故而在选择谈话内容时一定要根据谈话对象的不同，考虑选择大家共同关心和饶有兴趣的话题。而对于一些不易产生共鸣，甚至会使人反感、忌讳的话题则应加以回避。应选择恰当的交谈话题。

1. 既定的话题　即交谈双方已经约定，事前有所准备的话题，如征求意见、传递信息、讨论问题、研究工作等等，往往都属于内容既定的交谈话题。这类话题多属于正式场合的交谈，要求严肃、正规，不可言语轻薄。

2. 轻松的话题 即谈话起来令人轻松愉快、身心放松、饶有情趣、不觉劳累厌烦的话题。例如文艺演出、流行时装、美容美发、体育比赛、电影电视、休闲娱乐、旅游观光、名胜古迹、风土人情、名人轶事、烹饪小吃、天气状况等。这类话题适合休闲、闲谈等非正式场合的交谈，但同样要因人、因事选题才能产生言逢知己、相见恨晚的默契。

3. 高雅的话题 主要是指内容文明、高雅，格调高尚、脱俗的话题。例如文学、艺术、哲学、历史、地理、建筑等等，都是高雅话题。它适用于各类交谈，但要求面对知音，以免话不投机，产生"对牛弹琴"之虞。

4. 擅长的话题 指交谈的双方，尤其是交谈对象有研究、有兴趣的话题。例如，与医生谈健身祛病之法，与学者谈治学之道，与作家谈文学创作等。但要注意需是双方擅长才有可谈之处，否则只一方"侃侃而谈"，另一方却"无言以对"，就无所谓"交谈"了。

5. 时尚的话题 即以当时正在流行的事物、事件、现象等作为谈论的话题，如当时的国际、国内形势，天时地理现象等。这类主题适合各种场合的交谈，是一种时髦的话题，但要注意把握时事的变迁，以免言过其"时"。

言谈交流应有所禁忌，具体有以下几个方面。

1. 忌谈的话题

(1) 涉及个人隐私的话题：个人隐私，即个人不希望被他人了解之事。如有关对方年龄、收入、婚恋、家庭、健康、经历等一类涉及个人隐私的话题，除非特殊职业(如医护人员等)由于工作需要必须了解的相关情况外，一般情况、一般人员都不应涉及他人这方面的话题。即使特殊人员，除工作所需的了解之外，平时也不可将他人隐私作为茶余饭后的谈资。

(2) 捉弄对方的话题：俗话说，伤人之言，重于刀枪剑戟。在交谈中，以捉弄人的话题展开交谈，不仅失礼，而且还会损害双方关系，影响正常的人际交往。那种恶作剧或以捉弄他人来取乐，对交谈对象尖酸刻薄，成心要让对方出丑，或是下不了台的行为都是缺乏教养的表现。

(3) 非议旁人的话题：有人喜欢在交谈之中传播闲言碎语，制造是非，无中生有，造谣生事，非议其他不在场的人等，这类非议他人的言谈是非常失礼的行为。这样做非但不能说明自己待人体己，反倒证明自己少调失教，是拨弄是非之人。因为人们都知道"来说是非者，必是是非人"。

(4) 令人反感的话题：一些令交谈对象感到伤感、不快的话题，错误倾向的话题，以及对方不感兴趣的话题，如违背社会伦理道德、生活堕落、思想反动、政治错误、违法乱纪之类的话题，都属令人反感的话题，不宜作为言谈交流的主题，如若无意间碰上这种情况出现，应立即转移话题。

2. 忌用的语气

(1) 命令式的语气：会使对方有一种被驱使的感觉，使人心理上感到不平衡，缺乏受尊重的感觉，是一种不礼貌的表达方式。

(2) 质问式的语气:会使人产生一种被审讯、训斥的感觉,同样缺乏对他人的尊重,往往让交谈对象感情上难以接受而产生抵触不合作的情绪,使交谈难以进行。

3. 忌用的言语

(1) 不文明的言语:粗话、脏话、伤人的恶语等垃圾语言都是言谈交流中禁忌的用语。

(2) 挖苦讥讽的言语:在谈话中故意挖苦、讥讽对方,不仅是不礼貌的行为,而且是一种缺乏教养的表现,应当予以杜绝。

(二) 言辞表达准确、礼貌

在言谈交流中,礼貌、准确的语言表达,对于彼此的交流沟通是非常重要的。要使交流能够顺利地进行,既要做到语言表达准确恰当,又要做到语气态度谦和有礼。要选用准确恰当的语言表达。

礼貌用语的使用也是交谈是否成功的重要因素,因此,交谈中要多用敬语。

1. 发音要准确 说话要求发音准确恰当,以免引起误会,产生歧义。在交谈之中,要求发音准确有三个方面的含义。①发音要标准,不能读错音、念错字,让人见笑或误会。②发音要清晰,让人听得清楚明白,而不可口齿不清,含含糊糊。③音量要适中,使人听了感到柔和悦耳,声音过大使人误为训斥,过小则让人听来费劲,都有失礼数。

2. 语速要适度 语速即讲话的速度。在讲话时,语速要保持快慢适中,以保证听众能清晰明白地听清发言人要表达的语意。在交谈中,语速过快、过慢或忽快忽慢,都会影响表达的效果。

3. 内容要简明 要言不烦,是交谈中不应忘记的重要一点。语言简洁明快、生动形象能使对方在有限的时间内获得并掌握、理解大量的信息,可节省时间,适应现代社会快节奏、高效率的工作和生活方式。

准确恰当的语言表达口气应谦和有礼,应注意以下几点。

1. 待人要礼貌 在交谈中,说话的态度一定要亲切谦和、平易近人、文明礼貌。不要端架子、摆派头,以上压下,以大欺小,官气十足,随便教训、指责别人。

2. 土语要少用 交谈对象若非家人、乡亲,则最好在交谈之中不要使用对方听不懂的方言、土语,否则就是对交谈对象的不尊重。在多方交谈中,即便只有一个人听不懂,也不应采用方言、土语交谈,以免使人产生被排挤、受冷落之感。

3. 外语要慎用 在普通性质的交谈中,若无外宾在场,则最好慎用外语,而应当讲中文,讲普通话,使在场的每个人都能明白。与国人交谈中没有必要时也使用外语,非但不能证明自己水平高,反而有卖弄之嫌,也是对他人不礼貌的表现。

(三) 其他言谈的技巧

言谈艺术的表达技巧是很多样化的,在交谈中除应做到选题恰当、表达准确外,还有许多其他的言谈技巧,这些言谈技巧的适当运用对交往的成功往往起到事半功倍的效果。但其具体方法的运用常需因人、因事、因时、因地而异,要能随机应变、灵活运用才会使言谈得体、适礼,使交往活动获得成功。

1. 幽默法 幽默法是以诙谐、愉悦的方式来传播信息的，是在一定的语境下，通过语言的反常组合，即与人们的共识相违，超出人们预料的表达方式来实现预期目标的一种语言表达方式。幽默法是语言礼仪的高级表现形式。幽默具有许多妙不可言的功能，言谈中善于利用幽默语言能活跃、也能缓和紧张的气氛，它往往起着润饰、调解人际关系的作用，与讽刺、滑稽的最大不同就在于它所持的温和与宽容的态度。正如恩格斯所说："幽默是具有智慧、教养和道德优越感的表现。"

构成语言幽默意境的技法有正话反说、偷换概念、别解等多种。不论以何种方法，都贵在机智、灵活、得体，使人听后或惊喜交加，或啼笑皆非，同时又回味无穷。适度的幽默既能礼貌周到、不伤人自尊，又能发人深省，极富情趣。这样，可减少社交中不必要的摩擦。许多幽默的例子都能给人以启发和教育。

例一，在公共场合，一个人踩了另一个人的脚，又没及时向对方道歉，被踩的人用幽默的语言表示说："对不起，是我的脚放得不是地方。"

例二，有位顾客在一家饭店吃完饭后对服务员说："你们的米饭真不错，花样繁多。"服务员不解地问道："不只是一种吗？"顾客接着回答："不，有生的，有熟的，有半生不熟的。"

例三，公共汽车突然启动，车上一位男士站立不稳偶然踩中了一位女士，尚未及时道歉，女士感不快，骂道："德性！"男士忙说："这是惯性，不是德性。"

幽默还可以是一种对攻击和侮辱十分有效的反击武器。

例四，德国诗人歌德一天在公园散步，碰到曾恶毒攻击他的批评家。那位批评家傲慢地说："我是从不给傻瓜让路的。"歌德立即回答："我却完全相反。"说完转身到一边去了。

幽默还可用于对别人的善意批评和自我解嘲。

例五，一天杜邦先生来到一家小旅馆，他问老板："一个单间每天多少钱？"老板回答："不同的楼层价格不同，二楼的房间是 15 马克，三楼是 12 马克，四楼是 10 马克，五楼是 7 马克。"杜邦听后转身就走，老板问："您觉得价格太高了吗？"杜邦说："是您的旅馆太低了。"

2. 委婉法 委婉，本是一种修辞手法，也称婉转、避讳。所谓委婉法就是运用迂回曲折的含蓄语言表达本意，使对方在接受不同意见的同时仍感到自己是受尊重的，能从理智上、情感上都接受对方的意见或批评的方法。实践证明，使用委婉的方法表达某种意思常比直抒己见要婉转、高雅，而且成功率高。

人们的认识和情感很多时候是不能完全一致的。在交往中，有些话虽然完全正确，但有时却碍于情面而难以接受，直言不讳的结果往往可能是不愉快的争议。必要时在陈述上含蓄婉转、留有余地的表达方式便避免了"情面"问题的尴尬。这时就应当用委婉法来表达本意了。

委婉的具体做法也很多样化，关键在于能用得恰当，常见方法如下。

(1) 灵活用词：例如患者违反规定在病房内吸烟，护士劝阻时把"不能在病房内吸烟"委婉地说成"到室外去空气会更好些"，就把同样的意思表达得不那么强硬逼人了。

(2) 善用婉转的语气:例如别人的电视机声音影响了你,你如果说“对不起,我觉得声音太大了”显然就要比直接说“把音量调小点!”显得客气、婉转,使人感到说话语气谦逊、温和,易于接受。

(3) 间接提示:例如他人有求又不便直截了当地拒绝时,可以说:“很抱歉,这件事目前恐怕很难办到。”

(4) 转移话题:如朋友问:“星期天我们去公园划船好吗?”你若想婉拒可以这样说:“我们一起去图书馆温习功课吧。”

(5) 模糊化:交往中有时不便或不愿把自己的真实思想暴露时,可以把信息“模糊化”,既不伤人又不使自己难堪。如有位并不漂亮的小姐问你:“我漂亮么?”你不想明言自己的看法时,可以回答说:“你很有特点。”

委婉的表达方式是很多的,但不论用何种方法,都应当是通过一定的措词把话说得比较得体、文雅、礼貌周全,使对方感觉受到尊重,接受了不同意见又不尴尬难堪,无伤情面。

3. 暗示法 暗示是一种信号化的刺激,是指个体不加批判地接受某些观念、语言、情感或动作,从而导致自己的感觉、知觉、思维、观念、记忆、情感、行为方式等发生改变的心理现象。

暗示法是通过语言、行为或其他符号把自己的意向传递给他人,并引起反应的方法。暗示法可以通过人的语言、手势、表情等来施授,也可以通过情境(视觉符号、声音符号)施授,使被暗示对象按施授者所寓意的方式去行动或接受一定的意见,从而达到提示、教育或治疗的目的。暗示法是言谈交流中很有效的艺术方法。

暗示法可以通过人(语言、手势、表情)和情境(视觉符号、声音符号)施授,根据施授的方法不同可分为点化式、引发式和图像式等多种。

(1) 点化式暗示法 用点化的方式,用与意向紧密相关的另一件事引起被暗示者反应的方法。例如公路拐弯处,一块标语牌写着“这里已经有六人死在撞车事故中”,这个标语牌通过“这里已经有六个人死在撞车事故中”这个事实点化人们“这段路交通事故多”,提醒人们注意交通安全。再如医院中某个患者不遵守卧床休息的医嘱而执意要下床活动时,护士劝告说,“请您还是保持安静,从前我们有位像您一样的患者就因过早下床而摔倒,造成了终身残疾”,从而点化暗示患者不合作将可能产生的严重后果。

(2) 引发式暗示法 用引导、启发的方式使矛盾的双方受到启发暗示而做出相应反应,达到化解矛盾的方法。例如,某大学因进修生、旁听生多而时常挤得在校生没有座位,于是班长在课前说:“为了尽可能让来我班听课的进修生、旁听生有座位,请本班同学坐前六排。”例子中班长出于礼貌用引发式的暗示方法,以“本班生坐前六排”来暗示“非本班生坐六排以后”,从而引起双方的反应,使矛盾得以体面礼貌地解决。

(3) 图像式暗示法 以图像来暗示并引起反应的方法。例如现在医院里都以张贴母亲给婴儿哺乳的宣传画来暗示“母乳喂养好”,教育人们科学养育的道理。

4. 态势语 人们进行交际时通过自己的仪表、动作、神情等来表达思想感情,这是传递信息的一种重要的交流工具。在交往中，人们不但“听其言”，往往还要“观其行”，所以态势语是口才与交际艺术的重要组成部分。有时态势语所传达出来的信息要比有声语言更富有表现力和感染力。

人在各种不同场合可以表现出成千上万、不计其数而且十分微妙的态势语和表情，有许多是习惯性的、下意识的，它比有声语言更真实可靠。尤其面部表情的变化是十分迅速、敏捷和细致的，能够真实、准确地反映感情，传递信息。因此，了解掌握一些常用态势语的含义，恰当礼貌地使用态势语，对交际沟通的帮助是不可忽视的。

(1) 头部　按照一般习惯，人们对他人的观察往往是从头部开始的。头部的动作表情也往往是人们交往中关注的焦点，因此，头部态势语的表达和理解将影响到对方对自己的整体评价。通常头部态势语的含义有：头部端正、表情端庄表现的是自信、严肃、有精神；头部向前、表情专注表示倾听、关心、同情；头部向上、表情惊慌表示惊奇、恐惧、退让；仰头表示希望、渴求、焦虑；低头表示沉思、内疚、忧虑、痛苦；头一摆表示坚决的意思；点头表示同意、理解和赞许；摇头表示不同意、不理解、无可奈何等。

(2) 眼神　最能袒露人的内心秘密和激情的无声语言。在日常社交活动中眼神流露不当就会失礼失态，影响人际交往的正常进行。眼神的传情达意作用非常的丰富，如双眼注视对方的脸部表示重视、关注；瞪大双眼表示惊奇、疑惑、不满；圆睁双眼表示愤怒、极度惊恐；眼皮眨动表示思索、厌恶、轻蔑、调皮等。

(3) 嘴　不仅是有声语言表达的重要器官，同时也可以表达出许多形象生动的无声态势语。如嘴角向上表示喜悦、友好、礼貌；嘴角向下表示忧郁、痛苦、悲伤；嘴唇撇着表示鄙夷、轻视；嘴唇撅着表示生气、不满意；嘴唇半开表示惊讶、疑问；嘴唇全开表示极度惊讶、恐惧；嘴唇紧闭表示愤怒、坚决等。

(4) 手势　手势语表达的信息也极为丰富多彩，是人们在交往中不可缺少的动作，是人与人之间传情达意的有效手段。常见手势语的表达意义：手心向上表示礼貌、坦诚、幽默风趣；手心向下表示否定、强制、命令；单手挥动表示告别、再见；双手拍前额表示健忘、后悔；拳头紧握表示决心、挑战；竖起大拇指表示称赞、佩服；伸出小指表示轻视、瞧不起；摆手表示不同意，请你走开；伸手表示打招呼，欢迎你；抬手表示自己要讲话了，请对方注意；双手挥动表示呼吁，感情激昂等。

言谈礼仪的表达方式、方法是多样化的，在交往活动中，各种方法往往是交叉、重复使用的，只要运用得当，就可以产生良好的效果。

第二节　护理工作中的言谈礼仪

古希腊著名医学家希波克拉底曾说过：“能治病的有两种东西，一种是药物，另外一种是语言。”言谈是护理工作者在护理实践中使用的基本工作技巧之一，是护士为服务对象解决健康问题的重要手段。中国也有古话：“良言一句三冬暖，恶语伤人六月寒。”对身体健康的人尚且如此，何况面对的是正忍受着疾病折磨的患者。

由于护理工作场所与一般人际交往场所不同，使得护理工作中的言谈除了要遵循一般社交活动中的礼仪规范之外，尚要遵守一些特殊的礼仪要求。

一、使用礼貌、准确的语言

语言可通过神经反射作用使人的心理和生理产生变化，良好的语言能促进治疗，相反，刺激性的语言能导致疾病，或使原有的疾病恶化。因此，在护理实践过程中，一定要注意语言的礼貌、准确、合乎规范。

（一）语言文明、得体

护理服务对象形形色色，来自方方面面，但是他们在人格上是平等的，没有高低贵贱之分。因此，不能因患者的背景不同、病种不同，而在语言上歧视和冷淡患者。一定要尊重患者、礼貌待人。如在工作中称呼患者时可以使用患者喜欢听的称谓，而不是以床号、编号代称；为患者进行护理治疗时应采用商量的口吻而避免用命令式的语气；对因疾病折磨或身体不适而吵闹或不配合的患者，不要训斥、顶撞患者，而应给予耐心的安慰和正面的引导。这种文明的语言、温和的态度，可以使患者感受到精神上的支持，帮助患者保持平和、乐观的心态，使其对护士的信任感增强，能更积极地配合疾病的治疗。

同时，在使用语言的过程中，还要注意语言艺术的问题。如在临床护理工作中，把握适当的时机，有意识地对患者进行恰如其分的赞美。通过赞美往往能使护理工作开展顺利，得到患者的配合。如对患儿勇敢接受注射的行为的赞美和对老年脑卒中患者积极配合医护进行肢体功能锻炼的行为的赞美，都可以进一步得到患者对治疗护理工作的配合，让其感受到护士礼貌周到、温馨和蔼的服务，无形中缩短了护患之间的距离，提升了护士的形象。

（二）语言准确、规范

护士在与患者接触的过程中，要注意语言的科学规范、言简意赅、通俗易懂。可以从语音、语意、语法三方面进行训练和提高。

(1) 语言清晰、声调柔和：患者有可能会来自全国各地，因此，护理人员在工作中应以普通话作为主要交流工具，并尽可能做到发音清晰准确、声调优美柔和，以使得来自不同地区的患者能够听明白，并迅速理解护士的愿望和意图。对于不能用普通话进行交流的个别患者，也可使用当地方言进行交流，排除或减少交谈中的障碍，从而增加患者对护士的亲切感和信赖感。

(2) 语言准确、言简意赅：护理人员话语的准确性会直接影响到患者的理解，而一旦患者误解或者曲解了护理人员的意图，又会影响到护理治疗措施的实施和护理的效果。因此，护理人员的语言应当做到语义清楚、精炼、明确。向患者解释、交代问题或进行健康教育时，尽量要应用通俗易懂又文雅大方、言简意赅的语言，避免使用患者听不懂的医学术语或其他粗俗不雅的用语，以免引起患者的不安和误解。

(3) 语法正确、合乎逻辑：语言的逻辑性表现在语言要合乎语法要求，具有系统性。如护理人员在交接班、作工作报告或向患者交代问题时，应把事情发生的时间、地点、过程、变化、因果关系等叙述明白，概念、层次要清楚。此外，语言交流也要符合语法要求，避免使用容易混淆、产生歧义的词语，以免发生误会。在临床工作中，为了避免因语义模棱两可而引起患者费解、曲解或误解现象的发生，护理人员必须学习掌握规范的语法知识，养成良好的逻辑思维能力，正确、明白地叙述问题，杜绝歧义的产生。

（三）注意语言的保密性原则

古代流传这样一句话“人有三不背，一不背父母，二不背师长，三不背医生”。说明患者对医护人员的高度信任，愿意向医护人员倾诉自己的心声。所以，护士必须注意语言的保密性，特别是患者的生理缺陷和隐私，切不可当新闻进行传播。

二、选择恰当的谈话内容

在对患者进行整体护理的过程中，整体护理强调以服务对象为中心，在护士心目中的患者不仅仅是有病的躯体，而是有血、有肉、有情感、有思想的人。因此，护理人员在与服务对象进行交谈的过程中，要善于选择恰当的谈话内容，了解其病痛和身心需求，满足患者的需要，从而真正为患者提供全面、优质的整体护理服务。

由于护患交谈具有明确的专业目的性，即为服务对象解决健康问题，促进患者的治疗和康复，减轻他们的痛苦，预防疾病等，因此，护患之间的交谈又称为“护理专业性交谈”。护理专业性交谈的内容可以是非常广泛的，涉及生理、心理和社会、政治、经济、文化等方方面面，但这些内容都与健康、疾病有关，即具有一定的专业目的性。

从交谈的目的看，护理专业性交谈可以大致分为互通信息交谈和治疗性交谈两种类型，不同类型的谈话内容其侧重点也稍有不同。

（一）互通信息交谈

护患间互通信息交谈的主要目的是获取或提供信息，主要包括入院交谈、患者评估交谈、出院指导及健康教育交谈等。入院交谈通常是用来获得有关入院患者的一般情况、住院的主要原因、对于护理的要求、日常生活方式和自理能力等方面的信息；同时也向患者提供必要的信息，例如入院指导、自我介绍、医院环境和规章制度介绍等。患者评估交谈是护理人员收集患者健康信息的过程，包括患者的既往健康问题和目前健康状况、遗传史、家族史及患者精神、心理状况等。这些信息可以为确定护理诊断、制订护理计划提供依据。出院指导及健康教育交谈则是以护士向患者提供信息为主的交谈。

（二）治疗性交谈

治疗性交谈的主要目的是为患者解决健康问题，是护士向患者提供健康服务的重要手段。护士在与患者建立相互信任的专业性关系时，在与患者讨论其护理需要和制订可行的护理计划时，以及在实施护理计划和最终进行护理评估时，都必须借助于治疗性交谈。在有效的治疗性交谈中，患者受到鼓励能自如地表达个人的思想和情感，从而在护理人员的帮助下对以往的经历产生新的认识，找出新的解决健康问题的方法，并以积极的态度和方式对待困难，从而达到减轻痛苦、促进康复等治疗性目的。

治疗性交谈有两种基本形式，即指导性交谈和非指导性交谈。

1. 指导性交谈 由指导者(护士)向被指导者(患者)指出问题发生的原因、实质，针对被指导者存在的问题提出解决问题的方法等，让被指导者执行。

2. 非指导性交谈 一种商讨性的交谈。其基本观点是承认患者有认识和解决自己健康问题的潜能，鼓励患者积极参与治疗和护理过程，主动改变对自身健康不利的行为和生活方式。

按照指导性交谈和非指导性交谈的不同特点，护理人员应根据不同场合和需要机动地选择交谈方式。在某些情况下，护理人员需要对患者进行明确的指导时，如指导服药方法、新生儿家庭护理等，宜选用指导性交谈；而护理交谈，特别是涉及个人隐私的交谈，则选用非指导性交谈比较合适。在实际交谈过程中，互通信息交谈与治疗性交谈并不是互不相关、截然分开的，而是互相渗透、密不可分的。在护患交谈的过程中，选择好恰当的话题将有助于护患之间的进一步沟通。

在前文中已经介绍了交谈中宜选的话题，但是由于护理工作的特点和性质等原因，在选择话题时还应有所侧重。如在护患交谈过程中应多以与患者疾病相关的话题为主，这也是患者最关心的话题。以这样的话题展开交流往往能使患者感到这个谈话对他很重要，患者很想从中了解更多关于其健康的知识，会提出很多自己想了解的问题，交谈的态度也就比较积极，于是便很自然地能与护理人员进行交谈了。此时，护士更应不失时机地抓住这样的话题和机会，与患者交流和沟通感情，并尽可能地向患者介绍相关的健康知识，既达到健康教育的目的，又使患者感觉到护理人员的重视，从而达到融洽护患关系的目的。

另外，在护患交谈中还可以选择患者感兴趣的、能使患者感到轻松愉快的话题。如和爱好体育运动的患者交谈时，可以和他适当地聊一些有关体育运动以及运动与疾病的话题；对情绪低落、悲观失望的患者，可以给患者讲一些幽默、诙谐的故事帮助患者调节情绪，或者给患者举一些其他患有同种疾病的患者是如何应对疾病，目前又是如何健康、愉快生活的例子。通过这些话题，可以调整患者的情绪，拉近护患之间的距离，以便更好地进行护患之间的沟通。

三、运用有效的沟通技巧

在护士与患者进行交谈沟通的过程中，护士要有意识地应用一些有效的沟通技巧，这样才能使护患双方得到一个较好的沟通效果。

(一) 以真诚、尊重的态度与患者进行沟通

俗话说“精诚所至，金石为开”，与人交往首重真诚。真诚使得对方能感到你沟通的诚意。心理学家 Rogers 认为，最有效的人际沟通乃是奠基于真诚的。真诚的感情基础是爱心，是与人为善。没有爱心和与人为善之意，便不会有真诚。不能简单地把真诚与“心直口快”、“实话实说”等同起来。有的人不管对方感觉如何，很随

意地表现自己的冲动和过激的情绪，自以为“怎么想就怎么说”才是真诚的，甚至无意之中把自己的想法和感情强加于人。这时尽管他说的是真话，但也并不等于是真诚，因为他这样做可能已经使对方感到不快，甚至受到伤害。真正的真诚必须从爱心出发，替对方着想，尽最大努力避免伤害对方。护士有时必须向患者隐瞒真实病情，但她们的心是真诚的，她们对患者充满爱心，一切为了患者的安全和健康着想。真诚是护患之间建立良好信任关系的基础，也是进行有效交流沟通的基础。

所谓尊重，就是承认沟通对方有自由表达心中意念的权利。不管对方的地位、身份、以何种方式进行沟通交流，他的想法和感觉都是值得尊重的。在护患交往过程中，尊重患者是建立护患双方信任关系的基本要素。因此，真诚、亲切、尊重地对待患者，不虚伪、不冷若冰霜，诚恳地解答患者的疑虑和困惑，均有利于护患之间的有效沟通以及良好护患关系的建立。

（二）交谈过程中使用倾听的技巧

倾听在人际沟通中占的比例很大，如果把听、说、读、写按百分比计算的话，听占的比例约为53%，说占16%，读占17%，写占14%。倾听并不仅仅是把别人所说的话听到而已，同时还应考虑其声调、频率、措辞、面部表情、身体姿势等非语言行为。因此说倾听是一种高深的艺术。

1921年列宁曾会见美国商人阿曼德·哈默。几十年过后，哈默对那次会见仍记忆犹新。他说：“在一个多小时的谈话中，我完全被列宁的魅力所折服，他聚精会神地倾听他人的叙述尤为惊人。他在与你交谈时，能使你完全感到自己是他生活中最重要的人。多少年来，每当我追溯这次令人难以忘怀的接见时，我总是尽力重新整理这段最吸引人的往事。”

列宁之所以使哈默熟记那次会见，并非列宁运用了高超的举世公认的演讲才能和能言善辩的口才，而是聚精会神地倾听，在倾听中保持着强烈的交流愿望和积极的参与精神，从而表现出全神贯注的态度。从这个例子可以看出，一定的倾听技巧可以促进有效的沟通和交流。护士在与患者进行交谈时首先要学会倾听。

当护士全神贯注地倾听对方的诉说时，实际上便向对方传递了这样的信息：我很关注您所讲的内容，请畅所欲言吧！患者会非常愿意继续说下去，护士可以从中获得很多有价值的信息，从而更好地护理患者。相反，如果一位患者向护士诉说了很多自己对于疾病的担心，对于治疗方法的恐惧等，而当患者停止诉说时，这位护士却又问：“你对你的病有什么顾虑吗?”患者马上便会意识到，护士没有注意听他所说的话，此时，患者会立即失去继续交谈的兴趣和信心，护患之间的沟通会被阻断。要成为一个好的倾听者，在倾听过程中一定要注意以下几点。

1. 全神贯注 在对方谈话时，倾听者应该集中精力去听，不做无关的动作，不让任何事情打断你的注意力。即使在不太安静的谈话条件下，也要使对方觉得你和他是唯一的在场者，而且使他感到你十分重视和他人的谈话。下面是一些可表现出全神贯注的技巧。

(1) 采取一个放松的、舒适的姿势坐着，双脚自然摆好，不要跷二郎腿。身体面向对方，上身稍微向前倾，彼此不要距离太远，以表示对谈话很感兴趣，准备长时

间听对方谈话。

(2) 目光应集中在谈话者面部,眼神可以不时地凝视对方的眼睛,表情专注而不严肃。同时配以点头和“嗯”、“啊”等类语言,使对方感到你在认真倾听。

(3) 在倾听过程中切忌东张西望,或低头摆弄手中的笔或戒指,或不停地变换体位,抖动双腿,这些都会表现出听者的不耐烦和心不在焉。在这种情况下,谈话者会中止讲话,并感到听者很不礼貌,不尊重他人。

2. 不打断讲话 面谈时,除了全神贯注外,不要随便打断对方的讲话也是很重要的。如果经常打断对方的讲话,会让对方有种不受尊重的感觉,可能会使对方不愿再做进一步的交流。如需打断讲话,应对对方给予抱歉,并说明打断讲话的原因,如“对不起,我能打断下吗? 您刚才说到您不舒服,您能否再具体描述一下怎么不舒服了吗?”

3. 及时反馈 在交谈过程中如果你只是被动地听,难免让人觉得你对双方的谈话不感兴趣,对彼此的交流不够积极。及时反馈并提出一些相关问题,可反映出你的关心。如在患者述说病程的过程中,护士适时地进行提问,如“您还做了哪些检查了吗?”“您都吃了什么药? 效果如何?”都会使患者感到你在认真地听他的介绍,对他的病史很感兴趣,他也会愿意将更多的信息呈现在护士面前。但也要注意切勿不断地提出问题,“凡事过犹不及”,问太多问题会让对方感到被“责问”,将不利于沟通的进行。

(三) 在交谈中不断核实信息

核实就是证实自己的感觉,是一种获得或给予反馈的方法,以避免双方产生曲解,使沟通向有效的方向进行。特别是在护患沟通的过程中,它有助于护士对患者信息的准确掌握。常用的核实方法有以下几种。

1. 重述或自述沟通内容 将沟通对方所说的话重新复述一遍或用自己的话将其意见表达出来,可以让对方判断你对他所说的话理解得是否准确,可以鼓励对方进一步阐明自己的观点,如“您刚才说……,是吗?”

2. 澄清 将一些模棱两可、含糊不清、不够完整的谈话引向明确,同时也可以试图得到更多的信息。如“您的意思是……”“我不完全理解您的话,您能否告诉我……”等。

3. 归纳总结 用简单、概括的方式将对方的叙述重复一遍以核实自己的感觉。同时归纳总结也可将对方的谈话聚焦在较关键的问题上,以进一步获取所需的信息。如在下面的情景中,护士总结到:“刚才我们已经对您回家之后应该注意什么问题、自己照顾自己的方法进行了详解,我感觉到您都已经听懂了,并且已经做好了准备。但是我想再次提醒您,您出院回家后还需进一步休息,一时不能上班。”患者:“是的,我已经做好准备了,并且知道如何自己照顾好自己了。出院之后我会好好休息一下的。”

在核实的过程中,注意一定要给对方留有一定的停顿时间,以便让对方进行纠正、修改,补充和明确一些问题。

（四）适时地使用沉默

语言的技巧可以促进沟通，但语言不是唯一可以帮助人们沟通的方法，以和蔼的态度表示沉默将给人十分舒适的感觉。沉默给人以思考和调适的机会。有些人不善于运用沉默，当沉默出现时感到不舒适，而且会把这种不舒适的感觉传递给对方；或急于打破沉默，这将会使他丧失一些很重要的沟通机会。该沉默的时候能沉默，正是所谓的“沉默是金”；该说话的时候却沉默不语，那就是“失礼”了。如在护患交流过程中适当地保持沉默，可以给患者时间考虑他的想法和回顾他所需要的信息或资料，使患者感到护士在真正用心地倾听他的讲述。同时也可以给护士时间去观察患者的非语言行为，并组织进一步的提问和记录资料。当面对哭泣的患者时，护士保持沉默是很重要的，如果护士过早地打破这种沉默的气氛，可能会影响患者内心强烈情绪的表达。护士也应该允许患者保持沉默，沉默的过程中也可以传达交流双方的理解和支持。如在下面这个情景中，一位即将辞别人世的患者，他对护士表示出自己再也不能照顾家人的遗憾和悲伤，护士安静地坐着保持沉默，但眼神却在与患者交流，眼中也充满着同情和悲伤，此时即使是这种沉默的状况也使患者感到了护士对他的理解，分担着他的悲伤情绪，护患沟通进入到了一个较高的层次。

（五）有技巧地提问

在沟通过程中有技巧地提出问题，不仅可以引导谈话的进行，还可以使沟通双方获得更多的信息。护士除了在提问题时应考虑患者的兴趣、爱好及双方交流的目的之外，还应考虑应选择何种类型的问题进行提问。问题的常见类型有两种，即开放式问题和闭合式问题。闭合式问题将答案给予限定，问话者希望得到肯定或否定的答案，如“你今年多大年龄了?”“你抽烟吗? 每天抽几根烟?”这类问题的答案均简单明确，只有一个，不会有双重答案，在日常交谈或公务交谈开始时使用，可以打开僵局。而开放式问题相对于闭合式问题来讲其回答则非常灵活，没有限制，如“你知道吸烟对身体有哪些害处吗?”在护患交往的过程中，应根据当时沟通发生的情景，患者的病情严重程度来选择相应类型的问题进行提问。如时间紧迫，患者病情严重时，可以多使用闭合式问题进行提问，以获取必要的信息；而在时间较为充裕，患者病情较轻时，可以多使用一些开放式问题。特别是对刚入院的患者进行评估时，开放式问题的使用可以帮助护士获取更多的资料，如“您怎么不舒服了?”要比“您是头晕、恶心吗?”获得的信息更丰富。

（六）恰当地使用态势语

态势语也称为体语，是人们进行交往时，通过自己的仪表、姿态、神情、动作等来表达思想感情、传递信息的一种重要的交流工具。态势语主要包括面部表情、眼神、手势、身姿、距离等内容。在护患交谈过程中，恰当地使用态势语将使得沟通进行得更加顺畅，护患关系也能得到进一步的加强。在前面的章节中已经对面部表情、眼神、手势、身姿、距离等相关内容进行了介绍，此处就不再赘述。

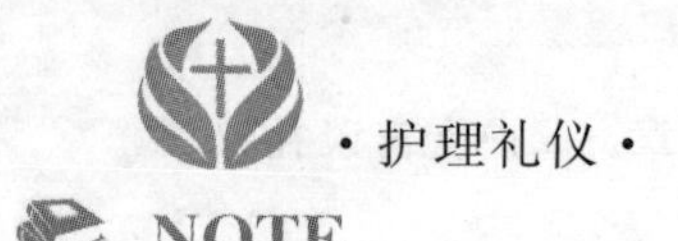

（七）熟练运用治疗性沟通

治疗性沟通可分为以下四个阶段。

1. 准备与计划阶段　为了使治疗性沟通达到预期效果，护士在每次沟通前都必须做好沟通前的计划与准备工作。

（1）资料准备：详细的资料准备是有效沟通的前提。交谈前应明确资料收集的范围，了解患者的基本情况。资料准备包括三个方面：一是患者的疾病情况，如躯体的症状、体征，采取过的处理措施及治疗效果等；二是患者的个人及家庭情况，如患者的身高、体重、家族史、婚姻状态和家庭经济情况等；三是患者的社会背景，如患者的文化程度、人际关系、宗教信仰和经济收入的稳定性等。详细了解患者各方面的情况，有利于治疗性沟通的进行，也有利于今后治疗护理工作的开展。

（2）环境准备：环境是治疗性沟通最好的催化剂，不同的环境可以对护患沟通产生截然不同的效果。环境准备主要包括两个方面：一是要保持环境的安静度，尽量减少环境中容易影响患者注意力的因素，如关掉电视或停止手中正在进行的工作等；二是为保护患者隐私提供环境上的保证，如患者希望与护士单独交谈时，护士应该把交谈安排在单人房间进行，便于患者能够放心地说出某些不愿意被他人知道的事情。

（3）时间准备：根据交谈内容、患者的病情以及治疗护理的情况选择交谈时间（上午、下午、晚上），最好选择护患双方都感到方便的时间。如护士准备为一位心肌梗死的患者进行控制情绪方法的教育时，最好将交谈时间安排在患者家属来院探视时，这样安排有利于对患者及其家属同时进行健康教育，让患者家庭中的更多成员都能掌握避免患者情绪波动的知识和方法。其次，应注意避开检查或治疗的时间，尽量将时间安排在患者治疗、处置、检查结束后或时间较为充裕时。此外，还应了解患者的身体情况，根据患者的病情及身体情况安排交谈时间，对病情较重或状态不佳的患者应缩短交谈时间；对病情稳定且想更多了解与自己健康相关信息的患者，可适当延长交谈时间。

2. 交谈开始阶段　护士与患者开始交谈时，不要过于急促，应采用礼貌优先和循序渐进的方式，给患者留下良好的第一印象。

（1）有礼貌地称呼对方：有礼貌地称呼患者，给患者一种平等、被尊重的感觉。护士可根据患者的具体情况选择不同的称呼方式，切忌直呼患者床号。对于政府官员、单位领导、企业主管等可称其职务，如××局长、××经理等；对在医疗、教育等岗位工作的人可称其为×教授、×老师等；对年龄相仿的同辈可以朋友相称，如小张、小王等；对年龄比自己大的长辈可称阿姨、伯父、大叔、大婶等。

（2）主动介绍自己：护士在开始交谈时，应主动向患者介绍自己的姓名、职责以及对患者应负的责任等，使患者确实感到护士在关心自己，在医院这个陌生环境里自己已经有了依靠和寄托。如“王老师，您好，我是您的责任护士小王，在您住院期间若有什么问题可直接向我提出，我会尽力为您提供帮助。”

（3）说明交谈的目的：护士在开始交谈前，应向患者清楚地交代交谈的目的和交谈所需的时间，让患者在身体上和心理上做好准备。如王护士与一位糖尿病患者交谈时对患者说："王老师，您好，我是您的责任护士小王，在您住院期间若有什么问题可直接向我提出，我会尽力为您提供帮助。我今天主要是想和您谈一谈关于您的饮食治疗问题，对您的饮食结构做一些合理的调整，这样对您的疾病治疗会有帮助。谈话大约需要10分钟，如果没有什么不便的话，我们现在就开始，好吗？"

(4) 帮助患者采取舒适的体位：为了使交谈能够顺利进行，护士应在交谈前帮助患者采用尽量舒适的体位，以减少影响交谈的不利因素。如与放置胸腔闭式引流管的患者交谈时，可让患者取半卧位。

3. 交谈进行阶段 此阶段是治疗性沟通的实质阶段。交谈中应坚持以患者为中心的原则。

(1) 提出问题：提问的方式是引导交谈的一种较好的沟通技巧。如果时间允许，可选择开放式提问；如果希望得到明确的回答，可选择对提问内容有所限制的闭合式提问；如果不清楚患者的情况，可选择试探性提问；如果想得到患者的支持，可使用商量的语气。提问时应注意的四个要点：一是一次最好只问一个问题；二是提出的问题应简单明了，让患者能够应答自如；三是问题内容应符合患者的职业、年龄、文化程度、社会地位，不要让患者无法回答；四是尽量使用患者能够听懂的语言。

(2) 采用不同的语言表达技巧：交谈时应根据患者的情况采用不同的语言沟通方式。

(3) 注意非语言沟通：护患交谈时，护士应该关注患者的表情、眼神、手势、语音语调等，观察患者是否表露出厌烦情绪或痛苦表情，是否需要休息。同时，护士还应注意自己的非语言行为，不要让患者产生其他不利于沟通的感觉。

(4) 及时反馈：交谈的过程应该是双向的、互动的，护患双方在交谈时应注意彼此间的信息回应。首先，护士应注意观察患者是否听懂了自己想要说明的问题，是否赞同自己的意见；其次，护士对患者提出的问题要给予及时的答复，对不能及时答复的问题应在尽可能短的时间内向患者作出回应，切不可拖延或遗忘，以免使患者因得不到答案而胡思乱想，增加心理负担。同时，还应注意反馈的内容要准确，方式要得当。如面对有疑惑的患者时，护士可以说："我刚才说的话你似乎没有听明白，我再给你详细地讲一次。"面对即将出院又连续提问的患者，护士应给予及时地解释："我刚才已经讲了许多关于你出院后应该注意的问题，其中最重要的一条就是要坚持康复训练，这样对身体恢复会很有帮助，但切忌一定要适量，不要过急，回去后有什么问题可及时打电话咨询。"

4. 交谈结束阶段 交谈的结尾和开始一样重要，顺利、愉快地结束交谈有利于建立良好的护患关系，并为今后的沟通打下坚实的基础。

(1) 适时结束交谈：结束交谈既要根据交谈的计划，也要考虑当时的实际情况。在准备结束时，一般不要再提新问题。若对方又提出新问题，如果不需要马上给予解答的，可以另外再约时间。

(2) 概括并核实重点内容：交谈结束前，护士应简明扼要地总结交谈内容，有交谈记录时，护士应对交谈内容进行核实。如"我们今天重点谈的是两个问题，一

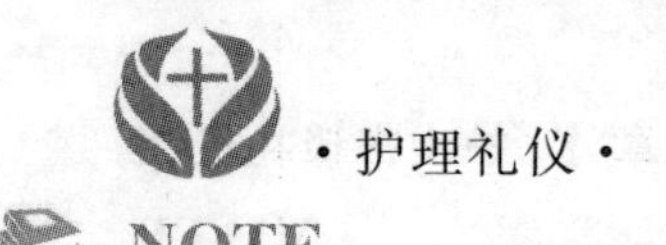

是……二是……您看是这些内容吧,还有什么要补充的吗?”

(3) 预约下次交谈时间:如果需要,护士可以与患者约定下次交谈的时间和内容。如“我看您今天有些累了,我们就先谈到这里,如果您有还有什么问题可以与我联系,我们另约时间再谈,好吗?”

(4) 致谢:护士应该对患者的合作表示满意和感谢,如“谢谢你对我的信任和对我工作的支持”“和我说了这么多你的心里话,真的非常感谢你”等。

第三节　言谈礼仪实训

情景训练一:

李奶奶是一位退休的小学老师,今年72岁,2年前患乳腺癌进行了手术,但现今又复发了,入院后准备再次手术,主任医生认为患者病情还算乐观,手术如果成功,效果应该还好。而李奶奶的姐姐也曾患此病,7年前,在第二次手术后,治疗无效而死亡,此事给李奶奶的打击很大。这次入院后,她经常躺在床上发呆,或者默默掉眼泪,遇到医务人员便诉说:不想手术了,死了算了……她的女儿天天来看她,但也劝说无济。作为她的管床护士,很想和她交流一下,让她能有信心接受以后的治疗。

小组内成员分配角色,分别扮演李奶奶、管床护士、患者女儿,自行设计一次护患沟通的情景,要求“护士”能使用恰当的沟通技巧,劝慰患者接受治疗。

情景训练二:

某一夏日,儿科急诊室内来了一位不满周岁的肺炎患儿,患儿高热,年轻的父母很焦急,希望护士赶快给患儿输液。小王是实习生,马上就要进入实习的尾声了,这是她最后轮转的科室。输液前,患儿的父母提醒小王:“唉,护士,我们儿子胖,血管不好找,你能行吗?不行就让别的老护士打吧。”小王心里很不高兴,回了一句:“当然可以。”一针下去,没有成功,再进一针,还是不行,小王自言自语说:“这小孩真难打。”一旁的母亲没好气地说:“不行,就不要试!”小王生气地说:“你们家小孩胖,打不进也是正常的,我又没故意打不进!”“谁知道是不是故意的?没这技术就不要把我们小孩当试验品。”“你这是什么话?老护士也未必能打进去,你们这孩子到哪都要挨这么多针!”争吵级别急剧上升,婴儿的父亲冲上去要打小王……此时你是急诊科另外一名当班护士,看到这个情况,请你设计你和冲突双方的沟通过程,并在小组内分配角色,进行表演。

情景设置一:

一张姓男患者正在看书,护士要为其进行注射,应该怎么做呢?请一名护生扮演护士,一名护士扮演患者,进行实际场景训练。

情景设置二:

当班护士,接待一位新入院的患者,要求运用言谈礼仪进行接待,并运用规范的语言为其做入院介绍。

情景设置三：

设计一个模拟病区，进行角色扮演，在角色模拟中要体现出礼貌善待别人，与患者交流的技巧。

习题

一、简答题

1. 护理工作中的言谈礼仪有哪些？
2. 护理工作中的禁忌用语有哪些？
3. 护士与患者交谈时应注意些什么？
4. 如何与悲观患者进行沟通？

二、单项选择题

1. 下列哪项不是与患者谈话的内容？（　　）

A. 与健康有关的　　B. 患者感兴趣的
C. 轻松愉快的　　D. 诙谐幽默的
E. 保密性的

2. 下列哪项不是言谈的注意事项？（　　）

A. 态度真诚、坦率　　B. 学会倾听
C. 平等待人　　D. 巧用雅语
E. 掌握分寸

三、多项选择题

1. 护士言谈礼仪的特点有（　　）。

A. 互动性　B. 综合性　C. 生动性　D. 多样性　E. 临场性

2. 护士操作中为了减轻患者痛苦，应巧妙地转移其注意力，方法有（　　）。

A. 和患者聊天　　B. 让患者讲最快乐的事情
C. 让患者听音乐　　D. 望梅止渴
E. 让患者看书

四、模拟场景训练

1. 一位主班护士，接待一位新入院的患者，要求运用言谈礼仪进行接待，并运用规范的语言为其做入院介绍和保健指导。

2. 患者李女士，55 岁，因糖尿病入院治疗。住院后听其同室病友说，这个病治不好，要终身吃药，还可能会失明，为此恐惧不安。护士该如何安慰和鼓励患者？住院当天遵医嘱通知患者明晨空腹抽血，检查血糖和血脂，如何告知患者？患者不愿意抽血，如何劝说患者？

（张亚林）

第六章 交往礼仪

学习目标 ...

知识目标：1. 说出日常交往礼仪的基本要求。
2. 说出与患者和同事交往的礼仪规范。

技能目标：能够在日常生活和护理工作中灵活运用交往礼仪。

社会目标：1. 能够领会交往礼仪在各种社交场合体现出来的社会价值。
2. 能够在社会交往中适时使用相应的礼仪满足交往需要。

案例引导

为迎接5·12国际护士节，丰富护理人员的文化生活，促进护患的沟通与理解，某医院特组织"护患交往小品大赛"。要求通过小品故事来呈现护患交往过程中需要注意的事项、可能存在的问题，并借此机会，在护理队伍当中宣传交往礼仪的运用，为进一步的护患交流与沟通奠定良好的基础。

思考：护理人员在工作中，如何运用交往礼仪建立良好的护患关系？

交往礼仪是指人们在社会交往活动过程中形成的，应共同遵守的行为规范和准则。科学合理地运用交往礼仪能够创造最佳的人际关系状态。护士在护理工作中需要和不同的人交往，学习必要的交往礼仪，有助于在护理工作中建立良好的人际关系，便于护理工作的开展。

第一节 日常交往礼仪

在日常的人际交往中，礼仪既是人们行为的规范或模式，又是人际关系的润滑剂。交往中的礼仪不仅可以展现一个人的风度与魅力，还体现了一个人的气质与文化素养，展露其精神面貌与道德水准。知礼懂礼、尊礼施礼，是一个人在人际交往中树立良好个人形象，建立融洽人际关系的必要前提和重要条件，也是个人融入社会的必修课程。

一、称谓礼仪

称谓是指人们在日常交往应酬中彼此之间所采用的称呼。称谓是沟通人际关系的起始之点，也是交往成功的关键之处。在人际交往中选择恰当、合适的称呼，既是对对方的尊重，又是自己良好礼仪风范的体现，称呼所表现出来的尊敬、礼貌和亲切往往使交往双方更容易缩短彼此间的心理距离，感情更加融洽。

（一）称谓的原则

称谓的原则：尊重原则和适度原则。

1. 尊重原则 得体的称呼能很好地传达出对别人的尊重和友善，这也是人际交往的基本原则之一。每个人都希望被他人尊重，适时使用“您/您好”、“贵/贵姓”、“高/高见”等问候型敬语，正是对他人表示尊重和表现自己礼貌和修养的一种方式。

2. 适度原则 根据交往对象、场合、双方关系、文化传统和风俗习惯等选择适当的称谓，比如在正式场合称呼昵称就不够得体。“十里不同俗，百里不同风”，习俗不一样，称谓往往也不一样，因此称谓也要入乡随俗。与多人打招呼时，应注意亲疏远近和主次关系，一般以先长后幼、先高后低、先女后男、先亲后疏为宜。

（二）称谓的作用

1. 明确人际距离 在不同的情况下，使用不同的称呼，意味着交往双方人际距离的不同。在人际交往中需根据交往对象、交往情景和交往目的的不同，采用不同的称呼。适当的人际距离不仅是礼貌修养的体现，同时也是社交中自我安全的保障。

2. 表明态度 称呼对象时所选择的称谓方式可显示出对其的态度。要讲究礼貌，表达对别人的尊重，就不能忽略在交往中的称谓礼节。

（三）称谓方式

1. 通称 通称是指对社会各界人士在一般的较为广泛的社交中都可以使用的称呼。通常称成年男子为先生，未婚女子为小姐，已婚女士为夫人、太太，对不了解婚姻状态的女子也可泛称女士。

(1) 职衔称：职衔通常用来表示某种职业能力的等级，常使用的称呼如下。

行政职务：如张院长、王经理、李厂长、赵主任等。一般在正式场合及活动中使用。

职业：如方护士、刘老师、陈医生等。

技术职称：如金教授、周工程师等。

(2) 亲属称：在与非亲属人士交往时，有时以亲属称谓称之，如“陈爷爷”、“江大妈”等，给人以亲切、温暖、热情之感，缩短心与心的距离。尤其在护理工作中，对年长者使用亲属称，可拉近护患之间的距离，便于护理工作的顺利开展。

（四）称谓避讳

称谓避讳：代替性称谓、失礼的称谓和有歧义的称谓。

恰当地使用称谓可体现出一个人的涵养，不恰当的称谓则被认为是无礼或粗俗的，应当有所避讳。

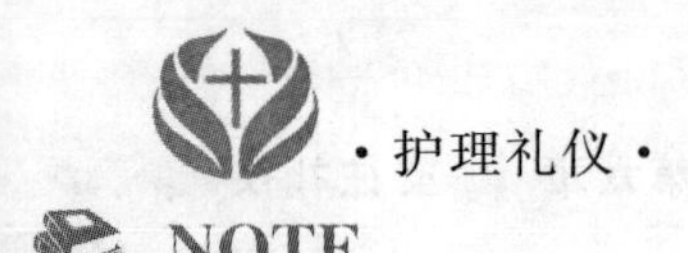

1. 替代性称谓 即用其他语言或符号来替代常规性称呼。如医院里以患者的病床号来称呼患者,某些服务行业用排队编号来称呼客人等。这种称谓会让对方感觉人格受到了轻视,是极不礼貌的,应在临床护理工作中避免。

2. 失礼的称谓 因风俗、习惯、文化及关系不同,有些称呼是容易引起误会的。

(1) 绰号:"绰"有宽余之意,绰号即为人多余之号,是本名之外别人根据个人特征,大多以比喻的手法另起的名字,如"张麻子"、"何胖子"等。

(2) 乳名:又称小名,仅限家庭范围内长辈使用,公共场合应避讳称呼他人乳名。

(3) 蔑称:对蔑视对象的一种称谓,如"洋鬼子"、"土老帽"等。

(4) 误读:念错被称呼者的姓名,如"查(zhā)"、"区(ōu)"等。要避免类似错误,应做好先期准备,多学活用。

3. 有歧义的称谓 有些称谓具有地域性,如北方人称的"师傅",南方人则称之为"出家人";我国大陆将志同道合、有共同革命理想的人称为"同志",而我国港澳台地区和外国人则意为同性恋关系。

二、介绍礼仪

介绍是社交场合人与人之间相互认识、增进了解、建立联系的一种最基本、最常规的方式,在人际交往中有着非常重要的作用。在社交场合,正确的介绍可以使素不相识的人们相互了解和认识。科学利用介绍礼仪,有利于展示自我、结识新友,同时显示出介绍者良好的交往风度和交往品质。

社交场合中,介绍有多种形式。按介绍者主体来区分,有自我介绍和他人介绍;按被介绍的人数来区分,有集体介绍和个别介绍;按被介绍者的地位、层次来区分,有重点介绍和一般介绍等。

(一) 自我介绍

自我介绍是将自己介绍给别人,向别人说明自己的情况,以使对方认识和了解自己,是一种推销自身形象和价值的方法和手段。

1. 自我介绍的形式

(1) 应酬式:适用于一般的社交场合,通常只是说出姓名而不涉及其他的个人信息和个人资料。

(2) 工作式:在工作场合所使用的一种介绍方式。内容包括本人姓名、工作性质、职务及具体工作。如"您好,我叫李红,是本院神经内科护士。"

(3) 社交式:通常是在非公务活动及私人聚会中使用。

(4) 礼仪式:适用于讲座、报告、演出、庆典仪式等正式而隆重的场合。适逢以上场合,除基本社交式自我介绍外,还应根据具体情况增加介绍内容,以表示友好和敬意。

(5) 问答式:适用于应试、应聘和公务交往场合。

2. 自我介绍注意事项

(1) 把握时机:最好选择在对方有时间、情绪好、干扰少的情况下进行。

(2) 介绍内容要真实而准确:介绍内容应实事求是,不可自吹自擂、夸大其词。

(3) 仪态得体:介绍时态度要友善、随和、亲切,表情自然,面带笑容。

(4) 注意互动:自我介绍时要注意对方的感受,如果对方对你不想了解过多,那么介绍时多说无益。

(5) 把握时间:力求言简意赅,以半分钟左右为佳,特殊情况下也不要超过1 min。

(二) 他人介绍

他人介绍又称第三者介绍,即在人际交往中经第三者为互不相识的双方做引荐和介绍。他人介绍通常都是双向的,将被介绍双方均作介绍。有时则是单向的,只将被介绍者中的一方介绍给另一方,前提是前者了解后者,而后者不了解前者。

1. 介绍的形式

(1) 标准式:适用于正式场合。内容以双方的姓名、单位、职务为主,例如"请容我介绍下两位,这位是××医院护理部刘主任,这位是××学校护理系张主任。"

(2) 简介式:适用于一般的社交场合。内容往往只有双方姓名这一项,甚至只提到双方姓氏。

(3) 强调式:适用于各种社交场合。介绍内容除被介绍者的姓名外,还会刻意强调其中某位被介绍者与介绍者之间的特殊关系,以引起另一位被介绍者的注意。

(4) 推荐式:适用于较正式场合。介绍者有所准备,有意将一方推荐给另一方,内容会对其优点重点介绍。

2. 介绍的顺序 受到尊重的一方有优先知情权,即在社交中地位较高的人掌握主动。因此介绍的顺序是先向年长者介绍年轻者,先向身份高者介绍身份低者,先向主人介绍客人,先向女士介绍男士。在集体场合向公众作介绍,应先介绍位尊者,后介绍位卑者。介绍众多朋友认识,应按从左到右或从右到左的次序依次介绍,这样可以避免厚此薄彼,使大家处于平等的地位。

3. 介绍的正确姿势 介绍者应站立于被介绍者的旁侧,身体上部略倾向被介绍者,伸出靠近被介绍者一侧的手臂,胳膊向外微伸,大臂与小臂呈弧形平举,摊开手掌,手心向上,拇指与四指略分,四指自然合拢,指向被介绍者一方,注意面带微笑,两眼平视接受介绍者。

三、名片礼仪

现代名片是一种经过设计,能表明自己身份、便于交往和执行任务的卡片,是当代社会人际交往中一种最经济实用的介绍性媒体,具有自我介绍信的功能。

(一) 名片样式

1. 名片的内容 宜简不宜繁,一般包括姓名、任职单位或职业、职务、职称、通讯地址、电话号码、电子邮箱等。大多为简化标准汉字,排版方式也应顺应阅读的

习惯，以横排版式为主。

2. 名片的规格 专业的名片制作尺寸一般是 9 cm×5.5 cm、10 cm×6 cm、10 cm×7 cm 或 8 cm×4.5 cm。

3. 名片的材质 材质的选择应注重实用功能，可使用不同的纸质，以体现出使用者不同的品味和风格。印刷的色彩图案不宜太过艳丽繁杂，以素洁典雅为宜，图案多用企业或公司的徽记。

（二）名片的使用

名片承载着个人信息，也是重要的交往工具，它的使用和交换往往能体现出一个人的礼仪修养和素质，正确使用和交换名片，能够很好地促进双方的进一步交往。因此，名片的递送、接受、索要和存放都要注意社交礼仪。

1. 名片交换顺序 交换名片的顺序一般是“先客后主，先低后高”，即地位低的先交给地位高的，年轻的先把名片交给年长者，客人先把名片交给主人。在不了解对方身份地位时，应先把自己的名片递上。与多人交换名片时，应依照职位高低的顺序，或是由近及远依次进行，切勿跳跃式进行。

2. 递交名片的礼仪 递送名片时，态度要端庄得体，面带微笑，注视对方，将名片正对着对方，用双手的拇指和食指分别持握名片上端的两角送给对方，如果是坐着的，应当起立或欠身递送，同时说：“我叫××，这是我的名片，请多多指教。”

3. 接受名片的礼仪 接受名片时，应立即停止手中的事情，起身站立，面带微笑，目视对方，双手或右手捧接名片。同时，应口头道谢，不可一言不发。接过名片要从头至尾认真查看，若有疑问，可当场向对方请教，一方面表示对对方的重视，二是可了解对方身份。

4. 索要名片的礼仪 索要名片时，可采用下列方法。

(1) 交易法：主动把自己的名片递给对方，并询问对方“我们可以交换一下名片吗？”

(2) 明示法：直接说明自己的本意，如“认识您很高兴，能交换一下名片吗？”

(3) 联络法：为了进一步地联络和交往，如“不知道怎么跟您联系比较方便？”

5. 名片的保存 对所接受的名片，要认真收藏，一般放在上衣口袋或手袋里，实在没地方放，也要捧在手里直到对方从自己的视线中消失。不应放在钱包里或裤子的后兜里，更不能把别人的名片乱丢、乱扔、乱撕、乱放。

四、拜访礼仪

拜访是一种常规的社交形式，也称拜会。拜访的礼仪包括为客的礼仪和待客的礼仪。

（一）为客的礼仪

为客礼仪的基本原则是客随主便，即客人要以主人的意愿为优先考虑。

1. 有约在先 由于住宅是私人的生活领域，到住宅拜访多有不便，应做到有约在先。

NOTE 

为客者应注意提前约定好时间、地点、人数及主题。

(1) 约时间:做好约定后,要如约而行,可准时或略提前几分钟到达。如遇有特殊情况不能赴约或不能按时赴约,应提前通知主人,并表示歉意,重新约见。

(2) 约地点:事先约定具体的会面地点。

(3) 约人数:约定拜访的具体人员。

(4) 约主题:简要说明此行的主题。

2. 上门守礼

(1) 视情况准备礼品,初次到别人家拜访,最好适当带些礼品,所带礼品应尽量适合主人的需要。

(2) 抵达前预先告知,例如快到拜访人家门之前,不妨再打电话确认、通知一下。

(3) 见面问候致意,需问候拜访的对象、对方的家人以及对方家里在访的客人。

(4) 遵循对方的要求,如脱掉外套,更换拖鞋,按对方指定的地点就座等。

3. 告辞有礼

(1) 适时告退:当宾主双方都已谈完该谈的事情,或发现主人有急事要办,或又有新的客人来访,也应及时告辞。

(2) 致意问候:告辞时应向主人及其他家人,特别是长辈打招呼,并诚意邀请他们到自己家做客。

(3) 报平安:如果归程较远或是在晚上,到家后要向对方报个平安。

(二) 待客的礼仪

良好的待客之礼可体现出主人的热情和殷勤。它既使客人感到亲切、自然、有面子,也会使自己显得有礼、有情、有光彩。待客礼仪的基本原则是主随客便,即主人的所思所想、所作所为要考虑客人的感受,尊重客人的选择。

1. 做好充分准备 待客之前,应提前做好必要的安排。

(1) 主人应衣着得体,服饰整洁。

(2) 家庭布置要干净美观,水果、点心、饮料、烟酒、菜肴要提前准备好。

(3) 可提前安排一些娱乐活动,娱乐内容要格调高雅,娱乐形式要简单,不要因太复杂而喧宾夺主。

2. 迎来送往体贴周到 重要客人、远道而来的客人抵达的时候要热情迎接问候,必要时应去机场、车站以及码头迎接。客人到来时要施礼问候,将其介绍给其他在场的朋友;客人告别时,主人应送到门口或电梯口。接待过程中应注意热情陪访,谈话时要尊重他人,认真听别人讲话,适时地以点头或微笑作出反应,不要随便插话。要等别人谈完后再谈自己的看法和观点,不可只听不谈,也不要频繁看表、打呵欠,以免对方误解你在逐客。

3. 待客态度把握分寸 在待客时要做到既热情大方,又不为过。对于不太熟悉的、初次交往的客人,要以礼相待,表现热情和友好,把礼仪规范放在第一位;对于常来常往的老朋友,可以不拘泥于细节,关键是把热情友善放在第一位。

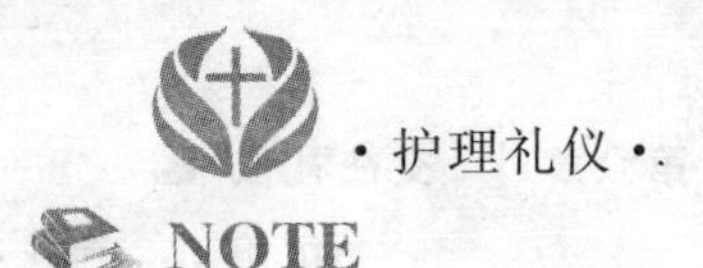

五、通讯礼仪

通讯是指人们借用一定的工具，来进行信息的传递和情感的沟通。在现代社会交往中，各种通信工具层出不穷，为人们获取信息、传递信息、利用信息提供了越来越多的选择。通讯交际往往不是面对面的即时交往，因而其对礼仪的要求就更不容忽视。

（一）电话礼仪

通话时注意时间适宜、内容规范及态度文明。

电话作为现代通讯工具，具有传递迅速、使用方便和效率高的优点。人们在通电话的过程中，对于声调、内容、表情、态度、时间等的选择，能够真实地体现出个人的素质、待人接物的态度，因此电话礼仪不容轻视。

1. 拨打电话礼仪 使用电话时，发起者即为发话人，通常居于主动、支配的地位。拨打电话时，应注意以下几个方面。

（1）时间适宜：①通话时间：一般打电话不应在晚上十点之后、早上六点之前、用餐或午休时间；公务电话尽量在工作时间内打，不要在对方私人时间，尤其是节假日打扰别人；给海外人士打电话，要了解其所在地区的时差，尽可能避开对方休息的时间。②通话时长：打电话的基本礼则是长话短说，废话少说，没话不说。每次通话应有所控制，宁短勿长，一般打电话的时间不要超过 3 min，也被俗称为“通话三分钟原则”。

（2）内容规范：通话内容应事先准备，简明扼要。电话接通之后首先问候对方“您好”，然后介绍自己的姓名、所属单位，说明打电话所为何事，最后挂电话之前要有道别语。

（3）态度文明：通话时态度表现要得体，语气应友善平和。打电话时说话的语速要适当放慢，说话的声音不宜过高。终止通话时应轻轻放下话筒。

2. 接听电话礼仪 在通话过程中，接听电话的一方成为受话人，通常处于被动的地位。接听电话时要做到礼貌，应注意以下几个方面。

（1）接听及时：一般电话铃声响两三声时接听是比较合适的，即“响铃不过三”原则。因特殊原因，铃响过久才接的电话，需在通话开始时向发话人表示歉意。

（2）应答谦和：拿起话筒后，即应向发话人问好，然后自报家门，如“您好！这里是重症医学科。”在出于礼貌的同时，还能让发话人验证是否拨错了电话。在日常生活中，会遇到帮他人代接、代转电话的问题，同样应注意谦和礼貌，尊重隐私，不要出口不快，甚至拒绝对方的请求。代接电话后要尽快找到本人，以传达电话内容。

（3）主次分明：接听电话时，不要做与通话无关的事情，当通话结束时，通常是地位高的人先挂机。通话时，恰逢另一个电话打进来，切忌置之不理，可先向通话对象说明原因，嘱其稍等片刻，然后去接另一个电话，分清轻重缓急后，再做妥善处理。

3. 通讯礼仪 手机等通讯工具使用起来方便快捷，加快了人们的生活节奏，提高了生活质量，在使用这些通讯工具时也应遵守必要的礼仪要求。

(1) 放置到位:从形象的角度出发,适宜放在随身携带的手提包里,而放在衣服口袋里或者挂在脖子上、别在腰上的做法在正式的社交场合均不太美观得体。

(2) 遵守公德:使用时不要影响和妨碍别人,比如上班、开会的时候,手机要调成振动状态,必要时要关机;当和重要交谈对象比如领导、长辈谈话时,不妨当面关机,以表示尊重;在禁用手机的场合,如在医院里、飞机上等时,不要拨打和接听手机。

(3) 保证通畅:看到未接电话,要及时回复。更换号码时,应尽快告知自己的主要交往对象,以保证彼此联络通畅,以免失礼于人。

(二) 电子邮件礼仪

电子邮件,又称电子函件或电子信函,是利用互联网络向交往对象发出的信函。电子邮件可以作为信件,也可以用附件的方式,传递重要文件和信息。电子邮件不但节省时间,不受篇幅、时空限制,还可降低通讯费用,逐渐成为信息沟通不可或缺的工具。电子邮件礼仪的要求主要有以下几个方面。

1. 认真撰写 向他人发送电子邮件时,要精心构思内容。

(1) 主题明确:一般一封邮件只有一个主题,并在主题栏中注明。

(2) 内容简练:邮件内容说明问题即可,一般信件所用的起头语、客套语、祝贺词等都可以省略。

(3) 文字流畅:为方便阅读,内容需符合逻辑,语言流畅,引用的数据、资料最好表明出处。

(4) 文明用语:邮件内容虽简洁,但同样要注意礼貌文明,尤其是称谓、祝辞部分。

(5) 格式完整:按照一般书信格式撰写,不要"有头无尾"或"无头无尾"。

2. 科学传送 传送电子邮件应做到科学有效地传送。

(1) 遵守法律规定:在互联网时代,通过计算机系统撷取、复制或篡改他人作品、信息等并非难事,因此在网际空间中对于知识产权、个人隐私的尊重是非常重要的。

(2) 尽量缩减传送信息的容量:传送冗长文字、大型图绘或超大视频均会占用大量的频宽,造成网络塞车。

(3) 定期检查日期:电子邮件传送时会以所用计算机的设定日期与时刻来标识邮件的发送时间,为避免不必要的误会发生,使用者须定期检查计算机系统时间与日期的设定是否正确。

六、馈赠礼仪

馈赠即赠送礼物,是人们在社交过程中,通过赠送给交往对象一些礼物来表达对对方的尊重、敬意、纪念、祝贺、感谢、慰问等情感与意愿的一种交往行为。

(一) 礼品的选择

人们在选择礼品时,都是将其视为感情的物化,因而对其加倍重视。各地习俗

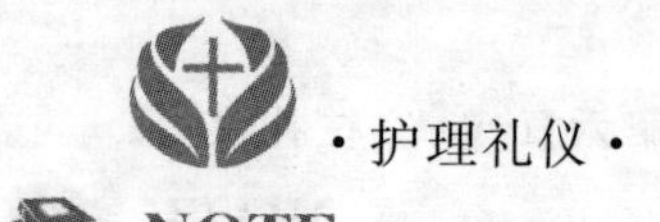

NOTE

礼品的选择具有适用性，纪念性及针对性的原则。

不一，各人嗜好不同，送礼缘由各异，因而礼品的选择也不尽相同。

1. 礼品选择的原则

(1) 适用性：送予他人的礼品，首先要符合对方的某种实际需要，或是可以满足对方的兴趣、爱好。

(2) 纪念性：礼品不一定非常贵重，但强调纪念性，即不以价格取胜，而以友情纪念为重。

(3) 针对性：不论是正式活动还是私人应酬，交往对象因国家、民族、性别、职业不同，务必要根据不同对象的特征，选择不同的礼品，满足不同的需要。

2. 礼品选择的禁忌 礼品若选择不当，可能会给受礼者带来不快，违背馈送者的初衷。以下种类的物品不宜选作礼品。

(1) 有碍社会公德和社会规范的物品，如黄色光盘、盗版 CD。

(2) 过分昂贵的物品，如珠宝首饰。

(3) 破旧物品，古玩文物例外。

(4) 有悖对方民族习俗和宗教禁忌的物品。

(5) 有违对方个人习惯的物品。

(6) 带有明显广告标志的物品。

（二）馈赠的礼仪规范

1. 赠送的礼仪规范

(1) 适当包装：适当的包装不仅能为礼品增色，也可表示对对方的重视和尊重。

(2) 说明缘由：比如是为祝贺对方身体健康或乔迁之喜、婚姻美满等。

(3) 礼品说明：在需要的情况下，要把礼品的寓意、产地、特征、用法、功能跟对方作适当的说明。

2. 受赠的礼仪规范

(1) 礼貌接收：接到礼品，应面带微笑，眼睛注视对方，双手接过礼品的同时表达诚挚的感谢；按我国的传统习惯，一般不当面打开观赏；外国友人送的礼品最好是当面把礼品包装打开看一看，再有针对性地赞赏一番。

(2) 拒绝有方：对于不能接受的礼品或不便接受的礼品，可婉言相告，并礼貌得体地说明原因。

(3) 以礼还礼：接受他人礼物后，应在适当的时候、以适当的方式，向对方回馈礼品。

（三）礼品赠送的时机

赠送礼品必须选择恰当的时机，应注意把握以下几点。

1. 选择最佳时机 以下几种情形都是送礼的时机：①喜庆或病丧之日；②拜访做客；③欢庆节日；④探视患者；⑤酬谢他人；⑥亲友远行。

2. 选择具体时间 一般来说，客人应在见面之初向主人送上礼品，此时赠送礼品，表现出对对方的敬意和尊重，也容易互动。主人应当在客人离去之时把礼品送给对方。另外,送礼还应选择对方的方便之时,或选取某个特定时间给对方制造惊喜。

3. 注意时间忌讳 不必每逢良机便送礼,致使礼多成灾。尽量不要选择对方不方便的时候送礼,比如对方刚刚做完手术尚未痊愈之时就不宜立即送礼。

第二节 公共场所礼仪

在社会交往中,良好的公共礼仪可以使人际交往更加和谐,使人的生活环境更加美好。公共场所礼仪总的原则:遵守秩序、仪表整洁、讲究卫生、尊老爱幼。

一、交通礼仪

在人人成为交通参与者的今天,人们必须自觉遵守交通礼仪,现代社会应当倡导宽容、忍让和尊重的交通理念,这也是交通安全的基本保障。

(一)行路

1. 行路的基本礼则 出门行路,若是两个人同行,那么前为尊、后为卑,右为大、左为小。因此,当和长者、尊者、女士等一起走路时,要注意走在其后其左,以示尊重;而在进出门口或者经过黑暗区域,则应先行;如果是三人同行,则是以中央为尊,右边次之,左边再次之。

2. 行路应注意的问题

(1)礼让为先:在比较拥挤的地段,要有秩序地依次通过,如青少年应主动给老年人让路,健康人应给残疾者让路,男子应给女士让路。

(2)文明礼貌:遵守交通规则和社会公德,注意安全。遇到车辆要安全礼让,不要抢行;在繁华的商业区或人群拥挤的地方,不能横冲直撞,要相互体谅、礼让三分。

(3)正确搀扶:如果和老人儿童一起行走,应扶老携幼,担负起照顾他们的责任。

(4)问候熟人:路遇熟人应主动打招呼,需要在路上简短交谈时,要尽量站在不碍事的路边,以免给他人带来交通上的不便。

(二)乘车

1. 乘车注意事项

(1)礼貌有序:乘坐公共交通工具,有时人多拥挤,要注意社会公德,遵守秩序,排队上车。为表示自己对他人的礼貌,应当请尊者、客人、妇女、儿童、患者、残疾人等先上车,后下车。

乘车时应注意礼貌有序,克己敬人及坐姿优雅。

(2)克己敬人:乘车时着装要文明,不可穿过分暴露的衣服,更不要有脱鞋袜等行为。

(3)坐姿优雅:不要东倒西歪或靠在他人身上,甚至将脚伸到他人座位或过道上。

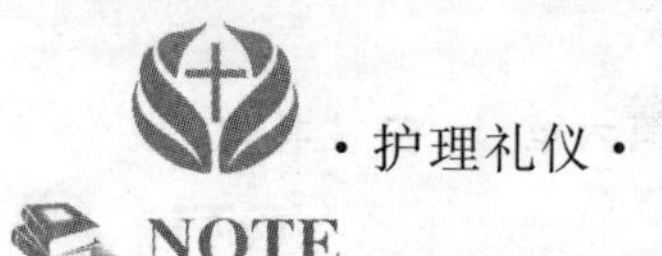

2. 座次排序

(1) 轿车:在轿车上,座次的常规一般是右座高于左座,后座高于前座。在公务活动中,轿车上的前排副驾驶座通常被称为“随员座”;按惯例,此座应由秘书、译员、警卫或助手就座,而不宜请客人在此就座;而当主人亲自驾驶轿车时,客人坐在副驾驶座上则是合乎礼仪的。因此,由主人充当司机的轿车,首座就应该是司机旁边的位置,其次才是后排右座,再后是后排左座,后排中间为末座。

(2) 公共汽车:在公共汽车上,座次尊卑的一般规则是前座高于后座,右座高于左座,距离前门越近,其座次往往越高。对于座位被安排在通道两侧的公共汽车,一般以面对车门的一侧为上座,而以背对车门的另一侧为下座。

(三) 乘飞机

现代社会生活中,飞机已经成为非常普遍的交通工具之一,人们需要经常乘飞机出差、开会、旅行。因此,掌握乘飞机时的礼仪也尤为重要。

1. 登机前的礼仪 登机前,应提前一个小时去机场,以便托运行李、检查机票、确认身份、安全检查。行李要尽可能轻便,一般不要超重、超大,其他行李要托运。乘坐飞机前要领取登机卡,在候机室和登机时出示;大多数航班都是在登记行李时由工作人员为你选择座位卡。如果航班有所延误,需要听从工作人员的指挥,不能乱嚷乱叫,造成秩序的混乱。

2. 乘机时的礼仪 登机后,旅客需要根据飞机上座位的标号按秩序对号入座,飞机座位分为头等舱和经济舱两个主要等级,经济舱的乘客不要因头等舱人员稀少就抢坐头等舱的空位。找到自己的座位后,要将随身携带的物品放在座位头顶的行李箱内,较贵重的东西放在座位下面,自己管好,不要在过道上停留太久。在飞机上使用盥洗室和卫生间时,要注意按次序等候,注意保持清洁。

3. 停机后的礼仪 停机后,要等飞机完全停稳后,再打开行李箱,带好随身物品,按次序下飞机。飞机未停妥前,不可起立走动或拿取行李,以免摔落伤人。

二、餐饮礼仪

餐饮礼仪是指人们在赴宴进餐过程中,根据一定的风俗习惯约定俗成的程序和方法,在仪态、餐具使用、菜品食用等方面表现出的自律和敬人的行为,是餐饮活动中需要遵循的行为规范与准则。

(一) 中餐进餐礼仪

中国是个礼仪之邦,饮食上的礼仪源远流长,其中餐桌上的礼仪更是讲究。大到宴请中座位的安排,小到进食的礼仪,无不体现出中国是礼仪之邦。

1. 宴请座位安排

(1) 多桌组成的宴请:在安排多桌宴请的桌次时,除需要注意“面门定位”、“以右为尊”、“以远为上”等规则外,还应知道,距离主桌越近、桌次越高,距离主桌越远、桌次越低。

(2) 主人宴请:以主人为主心,其余座位和客房人员各自按“以右为贵”的原则，按“之”字形依次排列。

(3) 男女主人共同宴请：排序方法是一种主副相对、以右为贵的排列，男主人坐上席，女主人位于男主人的对面。宾客通常随男女主人，按右高左低顺序依次对角线排列。

2. 文雅进餐 中餐上菜顺序一般是先上冷菜、饮料及酒，后上热菜，然后上主食，最后上甜食、点心和水果。在用餐时要注意自己的吃相，不要狼吞虎咽，每次进口的食物不可过大，应小块小口地吃。食物入口后，要细嚼慢品，不要发出声响。喝汤时不要使劲地嘬，如果汤太热，可稍候或用汤勺，切勿用嘴去吹。食物或饮料一经入口，一般不宜再吐出来。口中有食物的时候，不要开口说话，如果别人问话，时值自己的口中有食物，可等食物咽下去后再回话。整个进餐过程中，要热情地与同桌人交谈，眼睛不要老盯着餐桌，显示出一副贪吃相。

(二) 西餐进餐礼仪

西餐是指对西方国家餐饮的一种统称，其基本特点是要用刀叉进食。西餐礼仪同中餐礼仪存在许多差异，主要表现在上菜的顺序、餐具的摆放、着装、入座座次和上菜顺序上。

1. 西餐的上菜顺序

(1) 开胃菜：也称头盘或头盆，常以色拉类为主。

(2) 汤：也称开胃汤，通常有红汤、清汤、白汤三种类型。

(3) 菜：一般先上副菜，通常是鱼肉和鸡肉等白肉，接下来会是主菜，主菜一般是牛、羊、猪肉等红肉。

(4) 甜品：一般是冰淇淋、干果以及各种各样的布丁、薯条、三明治、曲奇饼或烤饼等。

(5) 饮料：一般是咖啡、白兰地酒或者红茶。

(6) 水果。

2. 西餐刀叉的使用 不管是西餐中的正餐还是便餐，每吃一道菜，都要用不同的刀叉杯盘，其摆放、拿取和使用都有相应的礼仪规范。

(1) 刀叉的摆放取用：基本原则是右手持刀或汤匙，左手拿叉。若有两把以上，应由最外面的一把依次向内取用，即先拿餐盘两边最外面那一副，然后再一道菜一道菜往里取用。餐盘右上方，也就是两排刀叉当中偏上横着的那副刀叉，是吃甜品专用的，要留到最后才使用。

(2) 进餐过程中刀叉的放置：如果在用餐中要跟别人交谈，或者需要暂时离开，之后还要继续食用那道美味佳肴，那么就要将刀叉在盘子上交叉摆放成汉字的“八”或“人”字。刀右叉左，刀刃朝内，叉子是弓朝上、齿朝下，以示尚未吃完。当一道菜已经吃完，或者用餐完毕，可将刀叉并排横放在盘上，与桌子边缘略微平行，握把向右，刀口朝内向着自己，叉齿朝上，这表示你已经吃得满足，盘子可以拿走了。

3. 就餐注意事项

(1) 入座时由椅子的左侧入座，当椅子被拉开后，身体在几乎要碰到桌子的距离站直，腿弯碰到后面的椅子时，便可坐下。

餐巾是用来擦嘴及擦手的，不能擦脸、擦汗等。

(2) 全套西餐无需全部都点，点太多却吃不完反而失礼。

(3) 餐巾在用餐前就可以打开，点完菜后把餐巾打开，往内折三分之一，让三分之二平铺在腿上，盖住膝盖以上的双腿部分。餐巾的主要功能是防止油污汤水沾到衣服上，其次是用来擦去嘴边或手上的油污，但不可以用来擦脸或擦汗，更不能擦刀叉杯盘或擦桌子。

(4) 用餐时，上臂和背部要靠到椅背，腹部和桌子保持约一个拳头的距离，两脚交叉的坐姿最好避免。

三、文化场所礼仪

(一) 图书馆和阅览室

图书馆、阅览室是公共的学习场所。不管是借阅图书资料还是查看报纸杂志，都是为了丰富充实自己的精神世界，提高自己的文化修养。因此，在这些场合，尤其应当注意文明礼貌。

到图书馆、阅览室学习，要衣着整洁，不能穿汗衫和拖鞋入内。进入图书馆应将通讯工具关闭或调成振动模式，接听手机应悄然走出室外轻声通话。就座时，不要为别人预占位置。图书馆、阅览室的图书桌椅板凳等都属于公共财产，应该注意爱护，不要随意刻画，破坏。阅读时要默读，不能出声或窃窃私语；不能在阅览室内交谈、聊天，更不能大声喧哗；在图书馆、阅览室走路脚步要轻，物品要轻拿轻放，不能发出声响；要爱护图书，有事需要帮助，不能大声呼喊，要走到工作人员身边交流。

(二) 影剧院

电影院、剧院是比较高雅的文化场所，人们把进剧院看戏、听音乐视为一种高雅的艺术享受。因此，要求观众的仪态举止应当与其氛围相协调。

1. 仪表礼仪　到影剧院观看演出，应穿上整洁、庄重的服装，女士可化淡妆、喷香水，男士也应当稍作修饰。既不要浓妆艳抹，也不宜不修边幅。

2. 入场与退场礼仪　去影剧院最好能提前几分钟到场，对号入座。电影开始后入场者，可请服务员引导入座，行走时脚步要轻，且不要在人行道上停留，以免影响他人；看戏迟到最好在幕间再入座，入座时身体要下俯，要向所经过的观众道歉。中途没有特殊情况不要离场，必须离开时要等幕间。离座时，要轻声地说“对不起”、“劳驾”等，压低姿势，轻步退场。演出将结束时，不要提前起立退场，否则会导致全场混乱，对演员十分不礼貌。

3. 文明观看礼仪　观看时，不要吸烟，不吃带皮、带核的东西，不随地吐痰，不乱扔杂物，不高声说话或评论。热恋中的青年，应当自重，注意端庄，在公共场合过分亲昵是不文明的。演出中出现差错或失误不应起哄，应表现对演员的体谅和尊重。演出结束时，要起立站在原位，热烈鼓掌，感谢全体演职人员的艺术创造和辛勤劳动。

(三) 旅游礼仪

到国内外任何地点参观旅游，都要注意以下几点。

(1) 爱护旅游观光地区的公共财物，保护自然环境。对公共建筑、公共设施和文物古迹以及花草树木，都不能随意破坏。

(2) 不能在柱、墙、碑等建筑物上乱写、乱画、乱刻。

(3) 不要随地吐痰，随地大小便或乱扔果皮纸屑、杂物等污染环境。

(4) 旅游过程中拍照留念，要先注意有没有关于拍照的规定事项，是否允许拍照。在公共场地拍照，不要破坏公物，如不要踏入草坪，不要攀折树枝，不要攀登雕塑作品等。拍照时，还要顾及其他游人，不要争抢，以免妨碍他人，影响交通。

第三节　护理工作中的交往礼仪

护士在工作中要与医院内的医生、其他护士、患者、家属、辅助科室人员等交往，掌握必要的工作礼仪，具有与他人和睦相处的积极态度，有利于良好人际关系的建立。

一、与患者的交往礼仪

(一) 基本原则

1. 尊重患者　在交往过程中，要注意尊重患者的隐私、人格和权益。

与患者交往应尊重患者的隐私、人格及权益。

(1) 尊重隐私：①维护患者身体隐私：给患者进行体检或治疗，尤其是涉及身体隐私部位的操作时，应嘱咐其他无关人员回避，并拉上屏风帘，尽量减少其躯体的暴露。②保守患者的个人及疾病信息：护士在收集资料时，应该选择适宜的沟通地点，注意保护患者隐私，不应打探与其治疗、护理无关的隐私。在非治疗护理区域，不要随意讨论和传阅患者资料，切忌泄漏给他人。

(2) 尊重人格：尊重患者的个性心理，尊重其作为社会成员应有的尊严，不能因疾病，尤其是传染性疾病、精神性疾病而歧视患者，更不能因病否定患者的人格。

(3) 尊重权益：尊重患者获得医疗护理的权力、护理过程中的知情权、对医疗护理方案的选择权、拒绝权及个人隐私权等。

2. 举止文明　护士的行为举止直接影响到患者对其治疗护理的信心，所以护理人员的举止应稳重大方、端庄从容、礼貌文明。如患者在向护士谈其疾病的发病过程时，护士要耐心聆听其有效信息，在倾听时应表现出乐意听讲的动作和语言，积极引导患者参与护患关系的建设。

(二) 与不同年龄患者的交往礼仪

1. 与小儿患者的交往礼仪　小儿的特点是活泼、好动、善于模仿，但对疾病的耐受力差、反应性强。护士要为患儿树立良好的自我形象，应做到服装得体、言谈亲切和蔼、语音柔和、精神饱满、面带微笑。在给小儿患者查体时动作应准确、温柔，并多说赞扬、鼓励的话，以降低小儿患者对于治疗和护理的恐惧。

2. 与老年患者的交往礼仪　老年人记忆力、听力、反应能力等生理功能衰退，心理上具有孤独、不安、悲观、猜疑等特点，同时又希望得到周围人的尊敬、服从。

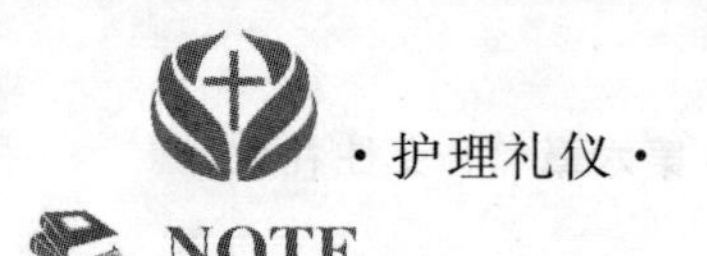

因此，护理人员对老年患者要给予尊敬理解、友好和善、耐心帮助。对尚不了解其身份的老年患者，可以试探地询问“您好，请问怎么称呼您呢?”了解患者的基本情况后，分别给予适当的称呼。护士在为老年患者做护理或交谈时，应以聆听为主，适当地表明自己的意见，辅以热情、耐心的表情以及轻柔的动作，辅助其配合完成各项诊疗、护理操作。

3. 与孕产妇的交往礼仪 护士在孕妇待产、分娩过程中，言谈举止都要表现出对其的关怀。适时观察产程的进展，随时通报情况，在孕产妇出现宫缩时，应尽可能陪伴其身边，指导其减轻疼痛的方法，而不要表现出若无其事的样子，全然不顾其感受。当胎儿顺利产出，擦净后抱给产妇看时要表示祝贺：“恭喜您当妈妈了，是个男孩(女孩)。宝宝很健康，请安心休息。”

4. 护理年轻异性患者时的礼仪 护士在跟年轻异性患者交流时要注意语气平缓，尊重患者。护理时应注意掌握交往分寸，避免过度热情，应做到不卑不亢，以礼相待，做好分内的工作。在年轻异性患者面前应避免谈论个人的事情，特别是感情方面的话题。

二、与同事的交往礼仪

同事间友好的相处是顺利开展工作的基本条件，所以礼待同事也是做好护理工作不可缺少的礼仪要求。

(一) 基本要求

1. 互相尊重，以礼相待 不管是工作还是生活中，同事间都应互相支持、互相尊重、文明相处，这是最基本的职业要求。

2. 严于律己，宽以待人 与同事相处，要处处为别人着想，以礼相待。别人若有不周之处，自己也不必耿耿于怀，更不要形成私怨。和同事相处，还应注意谦虚谨慎，不可因个人资质的高低而对人“另眼相看”。

(二) 同事间交往的禁忌

1. 忌吹毛求疵 同事相处，要避免在小事上纠缠不休。每个人的性格特点、处事方法不同，不必因他人的某些小缺点耿耿于怀，这只会损害同事间的友好关系，不利于科室的团结稳定。

2. 忌搬弄是非 与同事交往，注意不要搬弄是非，有意无意间成为一个挑拨离间的挑唆者。对同事的短处应当宽容大度，而不是把别人的短处作为背地里的笑料，甚至无中生有。

3. 忌态度冷漠 与同事朝夕相处，应当持有正常的同事感情，而不要态度冷漠。相互尊敬、相互帮助会使同事间关系融洽、工作顺利。

(三) 与辅助科室的合作

护士打交道较多的辅助科室一般包括医检、药剂等部门，也包括管理、后勤等维持医院运作的部门，这些科室是医院当中必不可少的部门，也是完成高质量医疗和护理的重要保障。与辅助科室的合作无所不在，护士在与各种辅助科室打交道的时候应当避免带有优越感或支配对方的态度，尤其是对管理和后勤部门，不要因为对方不是临床一线工作人员，就认为对方什么都不懂，甚至轻视对方的工作。

第四节　交往礼仪实训

一、交往情景模拟

(1) 王红，女，18 岁，大学生，于 2014 年 9 月 14 日在路边餐馆吃饭，半天后，出现腹部不适，呈阵发性并伴有恶心，并出现呕吐胃内容物，发热及腹泻数次，为稀便、无脓血，体温 37～38.5℃，来我院急诊。

练习：请模拟患者接诊、治疗和护理的过程，注意运用本章所学习的交往礼仪规范。

(2) 将学生分为若干小组，分别设计不同角色和场景，进行称谓、介绍、名片、拜访、通讯和馈赠礼仪的练习，并做汇报演出。

二、见习研讨会

组织学生到医院进行实地见习，搜集护士与患者交往、护士与同事交往、护士与辅助科室交往的事例。回学校后组织小组讨论事例，之后每组派一名成员做研讨汇报。

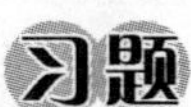

一、简答题

1. 称谓的原则有哪些？称谓时有哪些避讳？
2. 社交场合常用的介绍方式有哪些？
3. 使用电话时如何保持自己良好的形象？
4. 与患者交往的基本原则有哪些？

二、单项选择题

1. 在正常情况下，每一次打电话的时间应当不超过(　　)。

A. 1 min　　B. 3 min　　C. 4 min　　D. 5 min

2. 在介绍两人相识时，总的规矩是(　　)。

A. 先卑后尊　　B. 先尊后卑　　C. 先女后男　　D. 先男后女

3. 以下哪项不是西餐餐巾的用途？(　　)

A. 铺在大腿上，防止进餐时弄脏衣服　　B. 擦拭口部

C. 擦脸擦汗　　D. 擦拭手上油渍

4. 在接听电话时，恰好另一个电话打来，此时应(　　)。

A. 挂断正在接听的电话去接另一个电话

B. 请正通话对象稍等，不要挂电话，然后去接另一个电话，接通后请对方稍等，

然后继续接听第一个电话

C. 继续与正通话对象讲话，不理睬第二个电话

D. 及时接通第二个电话，同时与正通话对象讲话

5. 在公共汽车、火车、飞机上或剧院等公共场所，朋友或熟人间说话应（　　）。

A. 随心所欲　B. 高谈阔论　C. 轻声细语　D. 不顾他人感受

三、多项选择题

1. 自我介绍时的注意事项包括（　　）。

A. 把握时机　B. 内容真实　C. 仪态得体　D. 注意互动　E. 把握时间

2. 交换名片时应注意哪些礼仪？（　　）

A. 接过他人的名片后从头到尾认真看一遍，切忌将对方的姓名、职务读出声

B. 接受名片时，双手接过即可，无需说话

C. 接受他人名片时应恭敬，起身站立，面带微笑，目视名片

D. 向多人递送名片，一定要按由尊而卑的顺序依次递送

E. 递送名片时，信息面向上，朝向自己

3. 在图书馆除了保持安静外还应遵循哪些礼仪要求？（　　）

A. 在图书馆与人讨论学习问题

B. 不应给他人占座位，也不能利用空椅躺下休息

C. 进入阅览室必须关机

D. 需要暂时离开时应将书籍折角放在座位上

E. 走动时脚步要轻

4. 搭乘飞机应注意哪些礼仪？（　　）

A. 飞机起飞时调整座椅应考虑前、后座位的人，不要突然放下座椅靠背

B. 上、下飞机时，应向站立在舱口相送的空姐点头致意

C. 不要在供应饮食时到厕所去

D. 根据飞机座位的标号按秩序入座

E. 随身携带的物品不要在过道上停留太久

四、模拟场景训练

结合本章所学的交往礼仪，针对下列情况谈谈如何与患者交往。

1. 刘建业，男，71岁，退休教师，确诊胃癌后入院，整日忧心忡忡，作为责任护士，你应当如何开导？

2. 何小梅，女，35岁，出租车司机，次日行阑尾切除手术，她感到恐惧害怕，请与之交谈，并进行健康教育。

3. 李氏，女，85岁，农民，入院后拒绝抽血化验，认为抽血对身体损伤严重，你应该怎样处理？

4. 陈豪，男，37岁，私企经理，因大叶性肺炎入院，总是担心公司的业务而要求提前出院，你怎么办？

5. 许子墨，女，4岁，幼儿园学生，因腹泻发热入院，每天哭闹不止，拒绝打针、

治疗，你应如何处理？

五、角色扮演

学生每 4～6 人分为一组，以医院所见的护患及医护交往为基础编写剧本，需要将称谓礼仪、介绍礼仪、名片礼仪、拜访礼仪、通讯礼仪、馈赠礼仪融入剧本。之后进行角色扮演，并统一做汇报演出。时间要求：每组 5～10 min。

（孟　亚）

第七章　护理工作礼仪

学习目标

知识目标：1. 说出护理工作礼仪的基本要求。

2. 说出不同岗位护理工作礼仪的规范。

技能目标：能够在日常工作中应用护理操作礼仪。

社会目标：1. 能够深切体会护士礼仪对个人、团队都有积极的社会效应。

2. 能够认识到良好的职业礼仪对护理操作的成功起到很大的作用。

案例引导

某医院一直以来非常重视护理人员的职业形象塑造，不但在日常工作中严格要求，而且在每年的5·12护士节活动中，护理部都会举办一年一届的全院“护士礼仪风采大赛”活动，医院对获奖的个人和集体给予较高的精神及经济奖励。通过这些活动，更加规范了全院护理团队的职业形象与职业礼仪。在患者和社会各界人士的眼中，该院的护士形象一流、服务一流、技术一流。护理部在护理人员形象工程上的打造方面取得了很好的成效，得到了院内外人员的一致好评。

思考：护理人员工作中应该遵守哪些礼仪规范才能树立一支形象好、业务精的护理团队？

在每一所医院、诊所、社区服务站，都可以看到服饰整洁、容貌端庄、言行优雅、举止得体的白衣天使。她们，成就了人们心目中独特而专业的美好形象。护士良好的职业形象与规范的职业礼仪，能够让患者获得安慰和安全感，能对疾病的康复起到积极的作用，能得到患者以及社会的尊敬与认可。

第一节　概　述

重点：护理工作礼仪的基本要求。

一、护理工作礼仪的基本要求

仪态是展示自己才华和修养的重要外在形态，训练有素的护士要求有良好的站姿、端庄的坐姿、稳健的行姿、典雅的蹲姿、熟练而有序的操作姿态等，能够使患者受到感染，情绪稳定。因此，护士在工作中，应严格规范自己的言行，遵循护士仪表制度的要求。

（一）端治疗盘

手持治疗盘时手指不可接触治疗盘的内面，双手托住治疗盘的外侧面，肘关节呈 90°，拇指和食指放在治疗盘的两侧面，其余手指托住治疗盘的底部。双肘紧靠两侧躯干，治疗盘与护士的工作服保持一拳距离，托治疗盘呈水平状（见图 7-1）。

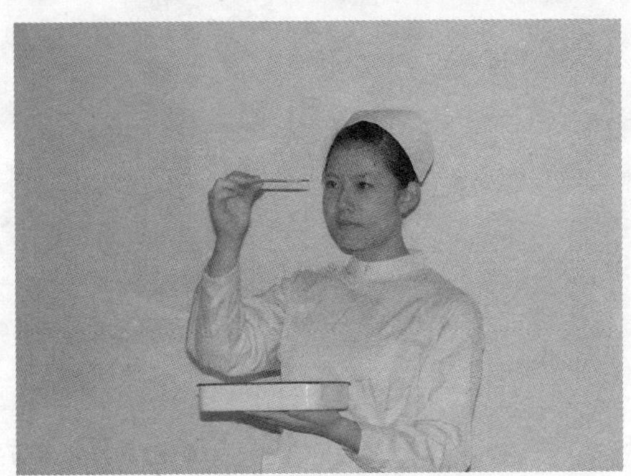

图 7-1 端治疗盘

提示：①端治疗盘时如遇到行人应向左或右侧方让开一步，请患者先行；②持治疗盘不可倾斜，双手拇指不能触及盘的内面，盘缘不可触及护士服；③持治疗盘进入病室或者治疗室时，应该用肩部或肘部将门轻轻推开；④治疗盘要保持清洁，治疗巾污染后要及时更换。

（二）持病历夹

手持病历夹中（或中下部）部，前臂屈曲，与地面垂直，病历夹与躯干呈一定角度（见图 7-2）；打开病历夹时，左手将其移至胸前固定，右手打开病历夹并固定上方夹页，处理或阅读医嘱后还原（见图 7-3）。

提示：①不可随意拎着病历夹走来走去；②持病历夹时，不应做与治疗无关的事情；③病历夹内外要保持干净整洁。

（三）推治疗车

身体与治疗车保持 15～30 cm 的距离，双手扶住车把手平稳前行。入室前，先推开房门，平稳进入房间，关闭房门，再推至病床前或治疗室进行治疗、护理工作。手推治疗车时两手用力均匀，身体自然前倾（见图 7-4）。

提示：①推车在走廊和对面的患者相遇时，应先将车推在一侧，请患者先行；②进门前先将车停稳，用手推开门后，推车入室，关上门后，再推车至病床旁；③护士身体不可依靠治疗车前行，应始终保持身体自然倾斜，脚步轻盈；④治疗车要保持清洁，车轮要定时清理，保持治疗车行进时无噪声。

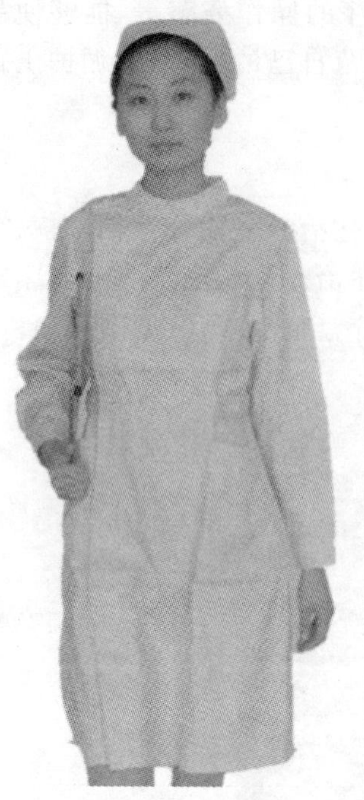

图 7-2　持病历夹

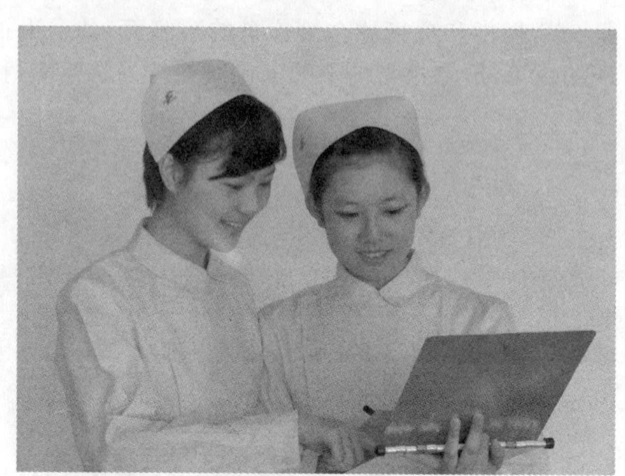

图 7-3　打开病历夹

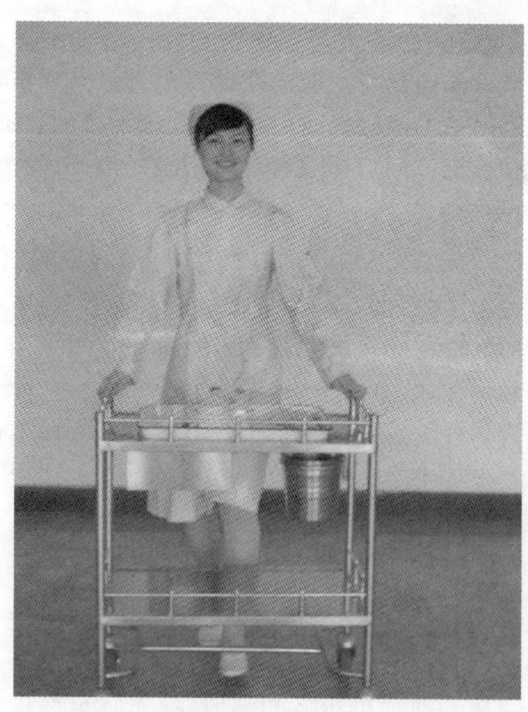

图 7-4　推治疗车

（四）推平车

护送不能起床的患者入院、做检查、治疗、手术或因病情需要时，使用平车运送。护士在运送患者前应向患者及家属解释将要进行的护理活动，以取得患者的配合。

推平车的基本要求：护士位于车后侧，双手置扶手处，掌握正确方向，双臂均匀用力，重心集中于前臂，躯干略前倾。在运送患者前，要向患者做好解释并取得配合，使患者的头部位于大车轮的一端，以减少对患者头部的震荡，小车轮位于前方，便于掌握方向。当行至斜坡的路段时，应使患者头部置于高位，避免引起患者不适或出现并发症。

患者躺在平车上在医院的环境里穿行，难免会感觉窘迫，因此，护士在运送患者的过程中要注意维护患者的自尊形象，应根据不同的季节为患者盖上被单或棉被，避免患者过多地暴露身体。同时，在运送患者及等候检查的过程中，要适当与患者进行沟通，密切观察其病情。护士在陪同患者等候检查的过程中切忌擅自离岗。

（五）推轮椅

护送不能行走的患者入院、做检查、治疗或室外活动时，使用轮椅护送。护士在运送患者前同样应向患者及家属解释将要进行的护理活动，以取得患者的配合。护士按照轮椅运送的操作步骤，协助并搀扶患者坐于轮椅上。推轮椅的基本要求：护士双手置于轮椅扶手处，正确掌握方向，双臂均匀用力，重心集中于前臂，躯干略前倾。推轮椅要保持匀速前进，如推车至有坡度的道路上时，应注意控制轮椅的速度及方向，避免滑坡，必要时采取反向推轮椅，以防患者从轮椅上滑跌，确保平稳、安全。运送患者过程中，要适当与患者进行沟通，密切观察病情。

（六）护理人员行礼礼仪

平行级别之间见面行礼，一方行礼，站姿规范，面带微笑，身体微微倾斜 15°，对方回同礼；上下级见面行礼时，下级先行礼，站姿规范，面带微笑，鞠躬 30°，上级回礼，面带微笑，鞠躬 15°（见图 7-5）。

二、护理操作中的礼仪规范

（一）操作前的礼仪

护士在进行操作前要充分评估患者的生理与心理状态，作出详细的计划。

1. 详细评估 实施护理操作前护士应充分了解患者的基本情况、操作环境、操作目的、操作方法、操作中的注意事项以及应急事件的处理方法。

2. 举止得体 衣冠整洁、步履轻快、动作敏捷；推治疗车（或持治疗盘及病历）的姿势要规范美观，行至病房门前先轻声敲门，再进入，并随手将门轻轻关好；进入病房应微笑示意，亲切礼貌地与患者打招呼。护士整洁大方的衣着和得体优雅的举止以及礼貌关爱的语言，能够让患者对护士充满信任感，对操作有信心，并积极配合护士。

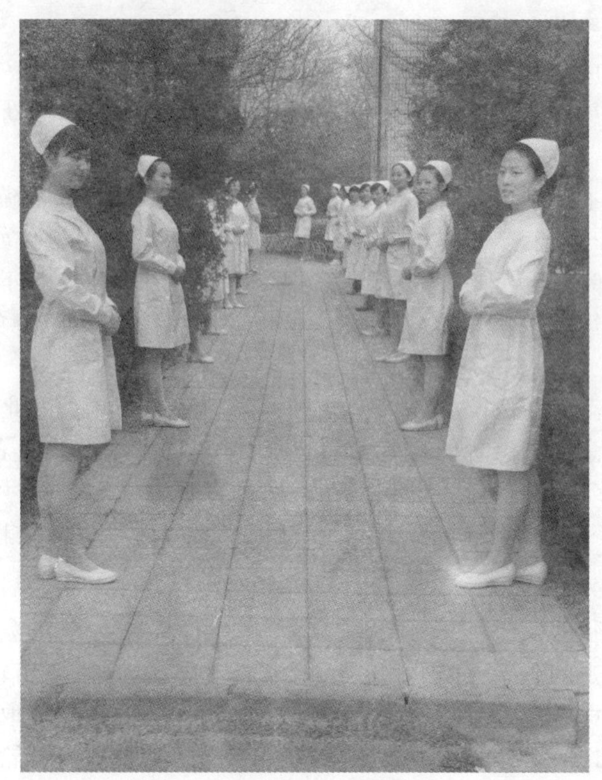

图 7-5　护理人员行礼礼仪

3. 解释清楚　操作前的核对和解释是确保患者准确、安全地接受各种治疗、护理措施的基础，并能够使患者了解本次操作的目的、需要做哪些配合及保证护理操作的成功。

护士的表情、语音、语调、表达方式等直接影响解释的结果，同时也决定患者与护士的配合程度。因此护士在核对、解释时表情应自然大方，语音温和，语调适中，语速过快患者难以理解，过慢则影响沟通效果；对可能暴露患者隐私的操作项目进行解释时，应在患者耳边低声交流，使其感到被尊重。

（二）操作中的礼仪

1. 转移患者注意力　护士操作过程中态度要和蔼，通过肢体语言和非肢体语言来表达对患者的关爱，并尽量用沟通技巧转移患者注意力，从而缓解其的紧张与痛苦，取得最大程度的理解和配合才是操作成功的关键所在。

2. 保护患者隐私　在多项护理操作中会暴露患者隐私，护士应严格评估操作环境是否适宜此项操作。如在病房进行操作，应请患者以外的非医务人员暂时离开病房，并用屏风遮挡患者；操作过程中进行交流时，声音要轻柔，让患者感觉到护士真诚的态度；对有生理缺陷者不可大惊小怪，以免挫伤患者自尊心。

3. 耐心指导、积极配合　患者的密切配合是操作成功的关键。护士要耐心地指导，并及时肯定其的配合，对配合不到位者不允许训斥，要耐心帮助其放松紧张的心理状态，通过有效沟通可增进信任感，使患者正确配合，从而减少护士操作的难度，提高操作成功率。

4. 技术娴熟 扎实的医学理论知识，娴熟的护理操作技能是对一名合格护士的要求。熟练的操作技术可有效地减轻患者在接受护理操作中的紧张和不适，并能增加患者对护士的信任感。

（三）操作后的礼仪

1. 嘱咐并鼓励 操作结束后，护士要给予患者亲切的嘱咐，交代注意事项，再次核对，并询问是否有不适。

2. 诚恳致谢 护理操作会给患者带来不同程度的不适感，如持续时间过长还会产生焦虑、疲劳感，护士应给予鼓励并安慰患者；对患者在操作过程中给予的配合表示诚挚的谢意。

三、常用护理操作礼仪范例

护理操作的礼仪应当根据操作的具体要求和患者的年龄、性别、职业等给予区别应用，做到因人而异、举一反三，明白良好的职业形象、优雅的服务能得到患者由衷的配合与支持，对护士的操作成功有很大的帮助。下面介绍几项护理操作礼仪范例，供学习时参考。

（一）雾化吸入疗法

1. 病例介绍 患者，张红，女，55 岁，退休教师，入院诊断为“急性支气管炎”。患者主诉咳嗽，痰不易咳出，遵医嘱予生理盐水 20 mL＋庆大霉素 8 万 U＋糜蛋白酶 100U 雾化吸入。

2. 操作前 护士衣帽整洁，修剪指甲，洗手，戴口罩。进入病房，轻声询问：“张红老师，您好，我是您的责任护士×××，今天感觉怎么样？”张红：“痰还是咳不出来。”护士：“我帮您翻身叩叩背，您用力咳嗽。”……张红：“还是咳不上来。”护士：“这主要是因为您痰液黏稠，为了稀释痰液使痰容易咳出，需要为您进行雾化吸入，它的机理就是用机器将药液稀释成小的雾滴，随着您的呼吸进入呼吸道，帮助您把痰液湿化变稀薄后更容易从体内排出来，您能接受此项操作吗？”张红：“可以。”护士：“雾化的过程中，还需要您深呼吸，将药液吸入到您的气管里更有利于痰液的排出，希望您积极配合，治疗效果才会更好。”张红：“我明白了，我一定好好配合。”护士：“非常感谢。”

3. 操作中 护士端用物进入病房，“张红老师，您准备好了吗？那我们现在开始雾化吧？”张红：“好吧。”护士：“过程中需要您掌握正确的吸入方法，我先给您示范一次，用口吸气，用鼻呼气，来，请您做一下。”张红练习，护士：“挺好的，雾化过程中如果您有什么不舒服，比如恶心、憋气等及时告诉我好吗？我先帮您躺舒服了。”过程中护士询问：“张红老师，感觉怎么样，没有不舒服吧？”张红：“挺好的。”

4. 操作后 护士：“张红老师，现在雾化完了，感觉怎么样啊？”张红：“感觉很好。”帮助张红排痰。护士整理用物，并嘱咐：“呼叫器放您枕边了，有事的话及时叫我，谢谢配合。”轻轻关门退出病房。

（二）密闭式静脉输液技术

1. 病例介绍 患者，张红，女，55岁，退休教师，因腹痛、腹泻2天入院，诊断为"急性肠炎，轻度脱水"，遵医嘱给予0.9%氯化钠250 mL+10%氯化钾5 mL静脉滴注。

2. 操作前 护士衣帽整洁，修剪指甲，洗手，戴口罩。进入病房，"张红老师，您好，我是您的责任护士×××，今天感觉怎么样？"张红："大便次数少了，但浑身没劲。"护士："哦，经过2天的输液治疗，您的生化指标基本正常了，只是血钾仍偏低，为了补充水分，维持水、电解质平衡，今天要继续为您静脉补液，还请您继续配合。"张红："好的。"护士："来，请您伸出手来，我看看血管，嗯，挺好的，需要我协助您方便吗？"张红："不用，我刚去过。"护士："您以前是否对一些药物或者食物等有过敏现象？"张红："没有发现。"护士："好的，您稍等，我去准备用物。"

3. 操作中 护士进入病房，"张红老师，您准备好了吗？我们现在开始输液吧，来，我帮您躺舒服了，您今天点滴的药物主要是补充电解质的，输注的氯化钾对血管有刺激性，表现为局部疼痛，输液过程中如果有什么不舒服及时告诉我好吗？"张红："好的。"护士："张红老师，我给您调好滴速了，您不要自己调节，输液的这只手不要多动，呼叫器放枕边了，过程中有不适请及时呼叫我，我也会经常巡视病房的。"张红："好的。"

4. 操作后 输液完毕。护士进入病房，"张红老师，今天补液顺利结束了，来，我给您拔除针头。"护士拔针，"谢谢您的配合。"整理用物。

（三）静脉采血技术

1. 病例介绍 患者，张红，女，55岁，退休教师，主因间断性胸前区憋闷3日入院，入院诊断为"冠心病"，今晨为患者采集血常规、生化系列、血脂标本。

2. 操作前 护士衣帽整洁，修剪指甲，洗手，戴口罩。进入病房，"张红老师，您好，我是夜班护士×××，昨晚睡得怎样？"张红："挺好的。"护士："昨晚告诉您因为今天早晨要为您采集血标本，晚上12点以后不要喝水、吃东西，您没有喝水或者吃过东西吧？"张红："没有。"护士："抽血化验的目的是了解您血中各成分的情况，为今后的诊断治疗提供依据，采血量很少，对您的身体没有什么影响。"张红："我知道了。"护士："您以前采过血吗？"张红："采过一次。"护士："哦，那您一定知道采血时稍微有点疼，我会尽量动作轻柔，减轻您的不适，您不用紧张，希望您配合我，只有我们相互配合，操作中才会更加减少您的痛苦。"张红："我明白了，我会积极配合你的。"护士："谢谢您，来，活动一下您的胳膊，我看一下您的血管，挺好的，需要我协助您方便吗？"张红："不用了，谢谢。"

3. 操作中 护士携用物至床旁，"张红老师，您准备好了吗？"张红："好了。"护士："那我们现在开始采血，采血时会有些疼，过程中有什么不舒服，请您及时告诉我。"张红："好的。"

4. 操作后 护士："张老师，我帮您躺舒服了，呼叫器放枕边了，有事的话及时叫我，化验结果报回后，我会及时通知您的，谢谢配合。"

第二节　门诊、急诊护士工作礼仪

医院的门诊、急诊是医院面向社会的窗口。患者对医院的第一印象是通过门诊、急诊科工作人员的服务质量建立起来的，特别是护理人员，从接诊、导诊、分诊、治疗处置、参与抢救、观察到护送入病房一系列过程都有参与。因此，加强门诊、急诊护理人员工作礼仪的培训与管理成为每所医院管理的重点工作之一。

一、门诊护士工作礼仪

（一）门诊护士的基本礼仪要求

1. 仪表要求　门诊护理人员的着装要符合护士礼仪要求，要文明端庄，上岗前应统一检查着装，化淡妆，不佩戴任何首饰；燕帽佩戴端正，发饰素雅；工作服清洁平整，领边、裙边、袖边不可露在护士服外面；胸牌字迹清晰，照片清晰；护士鞋舒适干净，袜子为裸色或白色；整体效果素雅大方，给患者及其家属一种由衷的信任感。

门诊护士工作礼仪：仪表符合护士礼仪仪表要求，化淡妆；坐、立、行要规范；语言要文明、表达准确、柔和；表情自然、态度热情。

2. 体态要求　护士的举止是无声的语言，包括坐、立、行的姿势，操作的动作以及头、手、身体各个部位的体态语言是护患之间非语言沟通的主要内容，护士举止端庄规范、落落大方可进一步提升患者的信任度。

3. 语言要求　护士的语言要文明、规范、表达准确；语调要柔和悦耳；语气要亲切和蔼；语速要适中，使对方能够听得明白。

4. 表情要求　面部表情自然，态度热情、诚恳，微笑服务不做作，由衷地表达对患者的关爱之情，能够使患者从心底感受到热情和温暖。

（二）门诊各岗位护理工作礼仪

1. 接诊护士工作礼仪　接诊护士着装等按照门诊护士礼仪要求。接诊护士与患者接触时，必须做到主动、热情，语言文明、规范、表达准确。例如，当看到前来就诊的患者及家属时要主动微笑接应，护士应使用下列规范语言，“您好！请问有什么需要帮助的吗？”“这里是门诊大厅，挂号在××，请您随着这个标示指引先去挂号，然后再排队候诊。”同时，做好指引。接诊过程让患者感觉到护士发自内心的关爱之情。通过接诊护士良好的形象、热情周到的服务、自然流露的真切关爱，给患者留下一个完美的第一印象是医院接诊护士的责任。

2. 导诊护士工作礼仪　对大多数患者而言，医院是陌生的环境，患者希望通过与护士的交流，了解医院环境、医疗水平、诊疗医生的情况和其他相关信息。导诊护士要了解患者的需要，准确地向患者做好各种解释与帮助工作。

(1) 导诊护士的着装等按照门诊护士礼仪要求。

(2) 指引方向，提供方便。门诊患者从挂号就诊、做各项辅助检查、交费取药、门诊治疗等要经过若干环节以及不同场所，导诊护士应详细地给患者说明行走的路线和方位，教会患者和家属如何看门诊和医院的标示；特殊情况下可由护士全程陪同;对病情较重或行走不便的患者,要主动用轮椅或平车协助护送。

(3) 沟通协调,化解纠纷。对前来投诉的就诊者要耐心听其诉说,同时稳定其情绪,耐心地做好解释工作,必要时向患者道歉,致谢患者,并及时向上级领导汇报。例如就诊者情绪激动地来投诉时,导诊护士立即迎上前去,表情自然,“您好!请问有什么可以帮助您吗?”“您请坐,先喝点水,别着急,您慢慢说。”同时请患者(或家属)入座,护士要面向陈述者,认真听其诉说,必要时作好记录,患者陈述事件完毕后,护士可说:“您说得非常正确,确实是我们工作的失误,非常对不起!请您放心,您的建议我会很快转告领导,尽快处理。”或者可说:“您说的我都记下了,让您受累了,我会尽快汇报相关领导,给您一个满意的答复。”事后及时向上级或相关部门汇报情况。

(4) 准确介绍,配合救治。患者对就诊的要求越来越高,大多数患者在选择去哪所医院就诊前,已经在相关网站上做了一番功课。所以,导诊护士在与患者的接触中首先要了解患者的需求,准确地判断患者应该去哪个科室就诊,同时向患者介绍医院的环境、优势、设施等,还要介绍患者所到科室的优势以及出诊医生的情况,对急危重症患者要尽快与相关科室联系,护送患者到诊室,必要时积极配合医生进行抢救。

3. 分诊护士工作礼仪

(1) 门诊分诊护士的着装按照门诊护士礼仪要求。

(2) 分诊护士对每一位来就诊的患者应主动问候;有书写能力的指导其填写病历本首页信息,书写困难者主动帮助填写。

(3) 环境安静,灵活应对。大多数患者首次到医院就诊,不明白就诊流程,心情急切,不能安静地按次序等待就诊,分诊护士应耐心解释,给候诊者创造一个良好的候诊环境,可播放舒缓的背景音乐松弛患者紧张的神经;或者给候诊患者送上一杯热水,递上一份报纸;还可以给候诊者播放各位医生的诊疗专长、科室的新技术或者专科的健康宣教知识等。对高热、高龄、急重症者及孕妇等,可视情况给予提前诊治或护送至急诊科处理,同时注意向其他候诊患者做好解释工作,得到患者的理解与配合。

(4) 特殊情况,特殊对待。对情绪激动的患者或家属,分诊护士应根据不同的情况妥善处理,避免冲突,绝对不能置之不理,或冷漠待之;接待患者投诉时应耐心、诚恳地听取患者意见,对患者提出的困难给予积极解决,对因为医生停诊不再挂号导致的患者不理解,分诊护士应主动为患者解释,并帮助其解决问题。

(5) 开展形式多样的健康教育。患者在候诊过程中,分诊护士可采用口头、黑板报、多媒体或赠送宣传小册子等形式开展多种形式的健康教育,对患者提出的询问应耐心解答。

4. 治疗护士工作礼仪

(1) 门诊治疗护士的工作礼仪除按照门诊护士工作礼仪外,还有操作时要戴口罩。

(2) 治疗前:治疗护士应礼貌地对患者做一些关于治疗措施的科学解释,要充分尊重患者的知情权，让患者了解治疗措施的意义。如要给一个门诊输液的患者进行治疗前，可以这样向患者解释："×××您好，根据您的病情，医生给您制定了治疗方案，现在我要按医生的医嘱给您进行输液，输液的优点就是见效比较快，但是需要您积极配合，您需要方便一下吗？"注意在整个过程中要求患者配合时一定要"请"字当先，不可以用命令式的口气对患者说话。

(3) 治疗中：进行治疗操作时既要严格执行操作规程，又要动作轻柔，态度和蔼并给予适当的安慰。治疗中还应当向患者致谢，如："谢谢您的配合，您现在需要好好休息，如果有什么不适可随时叫我。"如遇到某些患者挑剔或为难也要应冷静处理，始终以礼相待。始终以"患者是上帝"的服务理念对待工作，把尊严留给患者。

(4) 治疗完毕：患者治疗结束离开以前，门诊治疗护士要进行必要的医嘱交代，还需嘱咐患者保重身体，并给患者留下需要帮助时的联系方式，把患者送到诊室门外，嘱咐患者"您请走好，注意按时服药，药袋上有我们的联系电话，有什么不舒服请随时与我们联系，祝您早日康复！"

二、急诊护士工作礼仪

急诊科是医院的窗口，是抢救患者生命的第一线。患者及家属将生的希望都寄托在医护人员身上。所以，急诊科的护士除了要掌握精湛、娴熟的护理操作技术外，还应有高尚的思想品德和良好的心理素质以及身体素质。

(一) 急诊护士工作礼仪基本要求

1. 良好的身体素质 急诊护士既是脑力劳动者，又是体力劳动者。就诊者多数为急危重症患者，病情危重、差异大、变化快，常常需要护士协助扶、抬、推患者；医院的急诊护士除完成日常轮班工作外，遇有重大抢救或意外事故还务必随叫随到，所以急诊护士要有健康的体魄才能够圆满完成各项急诊救护工作。

2. 良好的心理素质 患者及家属期盼医务人员能够以最快的速度救治，希望药到病除，对医务人员有极高的依赖心理。所以急诊护士要时刻保持头脑冷静，处置及时准确，对待患者态度要温和亲切，表情自然从容，语言礼貌诚恳，给予信念上的支持。

3. 仪表端庄大方 急诊护士高雅大方的仪表，端庄稳重的举止，体贴入微的言谈以及良好的工作态度，可以减轻患者的紧张、恐惧心理，增强患者对医护人员的信赖感和战胜疾病的信心，使患者积极配合救治工作，确保抢救的质量。

(二) 急诊科各岗位护士礼仪要求

1. 预检分诊护士工作礼仪 急诊患者首先进入预检分诊室，由于病情紧急，患者多表现为情绪紧张、惊恐不安。预检分诊护士应冷静果断，以最快的速度进行病情判断，且以简洁明了的语言给患者和患者家属以必要的解释和安慰。如患者被家属抬(扶)入诊室，分诊护士应快速询问："您好，您哪儿不舒服？别紧张，请简单谈一下发病的经过。"通过倾听患者或家属的陈述，应快速评估，通过一问、二看、

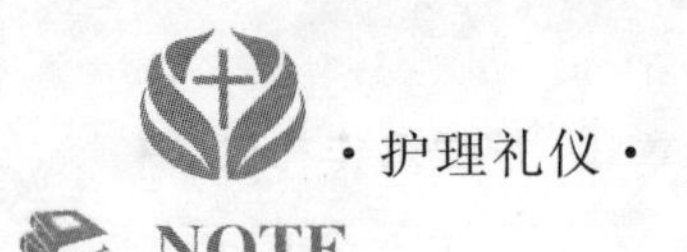

三检查，将患者分诊到就近的诊室，帮助家属搬运或者搀扶患者进入诊室或抢救室。对于突发性意外灾害事件、法律纠纷、刑事伤害、交通事故等事件，护士应根据相关规定迅速启动突发事件应急预案。

2. 急诊抢救护士工作礼仪

(1) 有急救意识：患者进入抢救室，护士应急患者所急，想其所想，心中牢固树立急救意识；急救护士必须熟知每一支急救物品的放置位置，熟悉抢救设备的性能和使用方法，抢救中做到忙而不乱，迅速准确。

(2) 技术娴熟：急诊护士的职业能力高低不仅反映医院的整体医疗水平，而且直接关系到患者的生命安危，因此急诊护士应有娴熟的急救护理技能和扎实的理论水平。

(3) 充分发扬团队精神：急诊急救是团队紧密配合完成的工作，尽量做到检查、治疗和护理操作相对集中地进行，最大程度地减少患者痛苦，缩短抢救时间；同事间应互相理解、互相尊重，护士要与医生密切配合，分工合作，齐心协力挽救患者生命。

(4) 做好心理护理：意识清醒的急重症患者，常伴有恐惧心理，甚至出现濒临死亡的痛苦感受。急诊护士要做好心理疏导工作，及时向患者解释和说明必要的治疗和护理措施，以及治疗处置后的效果，安抚患者的心理，缓解其紧张情绪。

(5) 高度的法律意识：在当前医疗形势下，患者的法律观念日益增强，对医疗服务质量要求不断提高，医护人员工作稍有疏忽，就会造成患者的不满和投诉，甚至发生医疗纠纷。急诊科属高风险科室，急救护理人员应严格遵循各项操作常规，依法执业，不能随意承诺患者或家属或者自作主张向患者或家属交代病情等。

(6) 做好安抚家属的工作：由于患者起病急、病情重，家属往往在短时间内无法接受，常表现出焦虑、坐立不安，急于了解患者的一切信息，甚至想亲临急救现场等。护士应充分理解家属的心情，要耐心解答家属提出的各种问题，对家属的过激言行，要冷静对待；为保证抢救质量，劝说家属及护送人员在急救室外和家属休息室等候，并及时通报患者的病情；在特殊情况下，可让家属陪伴患者，消除患者的孤独感与无助感。

思考题

患者，王某，男，58 岁，因胸闷、上腹烧灼感伴左臂麻木，由家人陪同来院就诊。在候诊的过程中突感心前区剧烈疼痛，面色青紫，从椅子上跌倒在地，即刻进入急诊室进行抢救治疗，医生诊断为急性心肌梗死。患者有濒死感、深感恐惧，家属也非常紧张。

思考：1. 护士在抢救患者时应该注意哪些礼仪规范？

2. 应该如何安慰紧张的患者及家属？

第三节 病区护理工作礼仪

病区是患者在医院接受进一步检查、治疗和护理的主要场所。住院患者在饱受疾病折磨的同时，还要承受与家人分离后无助的心理压力，此时的患者多伴有焦虑、悲伤等情绪。护士作为病区主要的医务工作者，也是和患者接触时间最长的专业人员，其言行举止会对患者产生重要影响；病区护士的着装应严格按照护士礼仪仪表要求，衣帽、鞋袜整洁，化淡妆；时时体现优雅的站、坐、行姿态，整体感觉端庄大方，体现良好的职业形象。

案例引导

在医科大学就读护理专业的小张，是个外地学生，因患“急性肺炎”住院。虽然见习时曾多次来过医院，可是作为患者，小张还是觉得非常紧张。一进到病区，责任护士郝护士立即微笑着迎上去，把她带入病房，并关心地问她哪里不舒服、有什么要求，并给她做相关的环境和知识介绍，使小张倍感温暖。住院期间，每位护士都给予她无微不至的关怀，她提出的问题也都得到详细的解答。她也非常积极地配合治疗，很快就痊愈了。出院时，郝护士又给她详细地介绍注意事项，并帮她办理出院手续。送她出病房时，郝护士开玩笑地对小张说：“以后可一定要注意身体啊，多参加体育锻炼，增强体质，再来病房时可要作为一名护士来，不能再来当患者了！”“嗯，一定注意！”小张使劲点头回答着。

思考：1. 从郝护士那里你学会了什么？

2. 对入院、住院和出院的患者，护士应遵循哪些礼仪规范？

一、迎接入院患者的护理工作礼仪

（一）护送患者进入病区

门诊护士护送患者进入病区时，能步行的可扶助步行，不能行走或病情危重者可用轮椅或平车护送，并根据病情采取必要的安全保护措施。运送时除随时观察病情变化外，还要根据病情采取正确的体位；寒冷季节应注意保暖；输液、给氧等患者，要保持各种管道通畅；进入病区后要详细地与病区护士进行交接。

（二）接待新入院患者的礼仪

迎接新入院患者要做到：起身、面带微笑、自我介绍、环境介绍、主管医生介绍、观察患者心理反应，使其尽快融入新环境。

1. 迎接新入院患者 新入院患者进入病区，值班（办公）护士要起身迎接，面带微笑，一边亲切问候一边安排患者坐好，并做自我介绍：“您好，我是值班护士（或办公室护士）×××，今天由我负责接待您，请您先把门诊病历以及住院证明交给我。”在场的其他护理人员也点头示意。随后引领患者进入病房，要主动帮助患者分担重物，对于急症或行动不方便者，应尽快帮助其处于最佳体位。

2. 给新患者做介绍 责任护士首先向患者简单介绍自己及医生的情况，介绍时语速不宜过快，内容不宜过多。“您好，我是您的责任护士，我叫×××，叫我小

×就行了，您有什么事情可以随时找我。您的主管医生是×××大夫，他一会儿就会来看您。”在带领患者进病房的过程中视患者的病情介绍病区环境，如护士办公室、医生办公室、卫生间、治疗室、处置室等；安排好病床后，视病情向患者介绍病友、病房设备、呼叫器的位置以及使用方法；介绍住院的有关制度如作息时间及住院规则等。在介绍时应注意语气和措辞，尽可能多用“……可以吗？”“请”“谢谢”“为了您……”等征求的语句和语气；避免使用命令式的语言及语气，使患者逐渐适应角色。

3. 尽快适应新环境 患者进入一个新的环境，心理敏感且脆弱，非常希望得到医生、护士的尊重和重视。因此，护士应多关心新入院患者，多与患者沟通，使其尽快熟悉病友，适应新的环境。

二、患者住院期间的护理工作礼仪

护士的行为举止直接影响患者的情绪和心理活动，进而影响治疗效果，这就要求护士进行护理活动时严格遵循护士礼仪规范以及各项护理操作规范。

1. 内科护理工作礼仪

(1) 内科护理工作特点：①住院时间相对较长，心理问题比较多；②中老年患者较多；③反复住院者较多，加之内科治疗用药复杂，使内科护理工作较繁重。

(2) 内科护理工作礼仪：

①建立相互信任的护患关系：护士理解患者越深入，越容易建立良好的护患关系。只有经常换位思考“假如我是一个患者”，从患者的角度了解他们的痛苦，才能设身处地为患者着想，为他们服务；遇到指责或不理解、不配合的行为，要正确处理，不可与患者发生冲突。

②内科疾病病程较长，患者易出现急躁、悲观等不良情绪，这些负面情绪严重影响疾病康复。因此，护理人员要掌握患者的心理状态，做好个性化的心理疏导，创造安静优雅的修养环境，如可以让患者欣赏音乐、看电视、听广播，转移注意力；此外，可通过介绍治疗成功的案例，增强患者战胜疾病的信心。

③尊重老年患者：内科患者中老年患者占一定比例，老年人的心理特点表现为对病情多为悲观，存在无价值感和孤独感，情感幼稚。因此，对老年患者要特别关照，如对他们的称呼要有尊敬之意，沟通要有耐心，注意倾听，回答询问要慢，声音要高；老年患者盼望亲人来访，护理人员要有意识地约家人多来看望，并带老人喜欢吃的食物；对于丧偶或无子女的老人，护士要加倍关心；老年人生活方式刻板，看问题有时固执，在不违反治疗、护理原则的情况下，尽量照顾他们的习惯，使他们有一个良好的心态，愉快地接受治疗和护理。

④细心观察：内科疾病病因复杂，病情变化也非常微妙，有些疾病表面看上去很平静，但随时都可能发生突变，甚至危及生命。因此，护理人员要有高度的责任感、扎实的理论知识、丰富的临床经验和敏锐的观察力，要经常深入病房，及时发现问题，保证安全。

⑤做好健康教育：向患者介绍疾病发生的原因、目前治疗的方法、有关用药及

饮食、锻炼需注意的问题，教会其如何自我检测病情，鼓励患者参与治疗、护理的讨论和方案的制订等，这样可以充分调动患者的积极性，融洽护患关系，提高护理质量。

2. 外科护理工作礼仪

(1) 外科护理工作特点：手术是治疗外科疾病的主要方法，无论手术大小，都会给患者的身心带来不同程度的影响。特别是急诊患者病情急、变化快、病情观察难度要求高；外科护士工作量大，工作任务繁重。

(2) 外科护理工作礼仪：

①术前护理：恐惧和焦虑是手术前患者普遍存在的心理问题。护士应根据不同情况，进行科学合理的术前教育，鼓励患者倾诉自己的担心，护士应多介绍一些手术治愈的实例，术前、术后治疗护理方案及其目的、意义，介绍手术医生和护士的工作情况，树立患者的信心。

②接手术患者礼仪：手术前，手术室护士负责接患者到手术室，虽然时间短暂，却是患者适应手术室环境的重要阶段。手术室护士首先与病区当班护士做好严格的查对交接工作，然后进入病房亲切地与患者打招呼，在进入手术室的过程中简明扼要地介绍手术室环境，麻醉医生和巡回护士的情况。

③术中工作礼仪：手术中医护人员的言行可引起患者微妙的心理变化，尽量不谈与手术无关的话题，多关心询问患者，使患者产生安全感。

④术后工作礼仪：患者从麻醉中醒来，渴望知道自己疾病的真实情况和手术效果，医护人员应以温和的语言告之，即使手术效果不理想，护理人员也应劝慰家属克制情绪，稳定患者情绪，以获得最佳的治疗效果。

⑤积极面对：有的外科手术可达到比较理想的效果，但也会有部分患者术后效果不理想或预后不良，甚至部分生理功能缺陷如胃大部分切除、乳腺癌手术切除乳房等，护士要鼓励患者勇敢面对现实并接受现实，树立战胜疾病的信心。

⑥正确指导：患者手术后常出现一些不适症状(如疼痛、腹胀、排尿困难等)，要科学、合理地给患者及家属进行讲解，使他们认识到术后的恢复需要一个过程，从而得到理解和配合；术后适当活动对康复很重要，能有效预防术后各种并发症的发生。

3. 妇产科护理工作礼仪

(1) 妇产科护理工作特点：妇科多为需要手术治疗的患者，以中年女性为主，属外科工作特点；产科为正常或异常妊娠及分娩者，以年轻女性为主。

(2) 妇产科护理工作礼仪：

①营造舒适环境：舒适环境有助于稳定患者情绪，缓解患者紧张和焦虑的心理。如设立母婴同室的家庭式病室，通过灯光、壁画和鲜花来营造舒适温馨的环境；可播放一些轻松愉快的音乐；床上物品应避免单调的白色。

②细心观察：女性患者的心理更加复杂，护士要细心观察患者的心理反应，如患有子宫或卵巢肿瘤需手术切除的患者，大都表现为情绪消沉、精神压力大，未婚者考虑术后影响婚姻及生育，已婚、已育者担心术后影响夫妻生活，针对这些心理

问题，护士应给予科学合理的解释，消除其焦虑、恐惧心理。

③尊重患者：未婚先孕的女性担心受到歧视，非常希望得到医护人员的同情和理解。作为护理人员要充分了解其心理活动，平等对待；绝不能随便议论个人隐私，不歧视，不使用伤害性语言；给予更多的的帮助，使她们感受到温暖。

④破除旧俗：通过健康教育，使产妇及家属相信科学，正确对待有关产后的各种传统习俗，宣传产后营养的重要性，对产妇的饮食进行科学指导；教育产妇注意个人卫生，可用温水刷牙、洗澡；注意室内通风；指导其进行产后锻炼，利于产后子宫的恢复；宣传并指导母乳喂养。

4. 儿科护理工作礼仪

(1) 儿科住院患者特点：从新生儿到14岁的患儿，是处在成长发育特殊阶段的孩子。他们的特点是年龄小、生活自理能力差、活泼、好动、缺乏自控能力；患儿面对完全陌生的环境，会出现一系列行为反应，儿科护士不仅要掌握较丰富的护理知识和技能，还要掌握一些有关儿童心理学、儿童教育学以及文学艺术等方面的知识。

(2) 儿科护理工作礼仪：

①慈母般关怀患儿：孩子离开父母怀抱来到医院这个陌生的环境，焦虑、恐惧、不安全感笼罩着幼小的心灵。作为儿科护士要有慈母之心，把他们当成自己的孩子看待，像母亲一样，抚摸和搂抱患儿，使患儿的"皮肤饥渴"得到满足。

②创造温馨环境：不能忽视环境对患儿的影响，如墙壁、病床和医护人员衣帽的白色，在某种程度上会增加患儿对医院的恐惧感。因此，创造适合患儿的温馨环境可满足其心理需要。如将白色墙壁换成浅彩色(浅黄、浅绿、浅蓝、粉色)，或在白色墙壁上绘彩色图案、卡通画；在病房或诊疗室摆一些儿童喜爱的装饰物和玩具、图片、儿童读物；在病房中经常播放轻松的儿童音乐，这样可以减少或消除患儿对医院的恐惧。

③尊重人格：患儿也有丰富的情感，需要成人的理解和尊重。因此，工作中护理人员要以礼相待。如患儿尿床，要为其保守秘密，使其心理自然放松，减轻精神紧张。遇事多使用欣赏与鼓励性言语，避免使用命令式语句。

④注重沟通：不同年龄的儿童个性差异很大，语言表达能力也不同，因此，护士一方面要了解患儿的反应，另一方面还要细心观察其非语言行为(表情、眼神、体态)，仔细体会和理解所表达的信息。如婴儿的不同哭声代表了不同含义，饥饿时哭声婉转，婴儿平和，用手触其口周围时有觅食反应；疼痛或不适时，哭声急、声音大且表情痛苦。

三、患者出院护理礼仪

患者出院护理护理礼仪：征询意见、做好出院指导、礼貌送别。

住院患者通过治疗恢复健康或因其他原因需要离开医院时，护士需做好出院前各项工作。

1. 祝贺出院并征询意见 患者出院前，护士首先对其康复表示由衷的祝贺，并感谢其住院期间对医护工作的理解、支持和配合。谦虚地征询患者及家属的意见，对护理工作中的不足之处表示歉意。

2. 做好出院指导 责任护士要主动帮助即将出院的患者办理出院手续；指导患者出院后如何服药、如何随访、如何进行康复锻炼、如何控制自己的饮食起居、如何保持愉快的情绪；介绍出院后的注意事项和复查的时间；耐心回答患者咨询的问题等。有些指导不仅需要护士的口头嘱咐，还需要给患者以示范。

3. 礼貌送别 出院手续办理完毕后，患者即将离开医院，责任护士应该到病房协助整理用品，留下主管医生、责任护士的联系方式。道别语一般不说“再见”，通常可说“记得按时服药”、“回去后多注意休息”、“有问题随时打电话联系我们，我们会尽力帮助您”、“请慢走，多保重”等；将患者送至电梯口或病区门口，并向患者行握手礼、挥手礼或鞠躬礼告别。

四、护士交接班礼仪

护士交接班程序：护士长问候、交班者汇报、接班者有疑问当场沟通。交接班内容：患者床号、姓名、诊断、治疗情况、病情、夜间睡眠情况、饮食、心理、用药反应、护理问题一级护理措施。

护士交接班是上一班护士向下一班护士进行患者及工作交接的过程。护士交接班分为床头交接班和晨会交接班。

（一）床头交接班

1. 护士的仪表要求 护士要着装整洁、仪态端庄。

2. 床头交接的对象 床头交接班是值班护士向下一班护士在患者床前进行重点交班的过程。常用于危重、新入院、术后、病情有特殊变化、特殊检查前后、新开展手术的患者等。床头交接班一般是在开完晨会后，由护士长带领夜班护士和全体日班护士参加，目的是使全体护士掌握科内重点、特殊患者的情况，同时让患者感受到温暖和安全。

3. 床头交接班的程序 首先，护士长代表到场护士问候、查看患者，要动作轻柔、细致。其次，交班者汇报病情，所有在场人员不可相互嬉笑，不可谈论与患者病情无关的话题，要保护患者隐私；家属要求保密的诊断等，可回到办公室再行交接。第三，接班者进行接患者，有疑问可以现场沟通。

4. 交接班内容 患者床号、姓名、诊断、治疗情况、病情、夜间睡眠情况、饮食、心理、用药反应、护理问题一级护理措施。

（二）晨会交接班

1. 护士的仪表要求 护士要着装整洁、仪态端庄，不允许一边穿戴衣帽一边参加交班，给人以不严肃的感觉；参加交接班的人员要分开两列面对主持人站立，以护士礼仪之站姿站立交接班，全神贯注，不可交头接耳。

2. 参加人员 护士长、夜班护士、当日上班的全体护士以及进修、实习护士，由护士长主持，病房负责人协助。

3. 交接班程序 护士长首先逐一检查护士仪表，面对大家站立、问候；值班者向大家报告值班情况，重点突出，吐字清晰，交代科室前一天总体情况以及夜间特殊处理情况，包括患者人数、手术数、一级护理人数、危重患者病情等。

4. 交接班时间 一般为 15 min，否则会影响下一班的正常工作。

知识链接

护士交接班制度

1. 交接班制度是护理工作连续性的重要保证。

2. 各班护士应严格遵照护理管理制度，服从护士长安排，坚守岗位，履行职责，保证各项治疗、护理工作准确、及时地进行。

3. 交班前，组长和当班责任护士应检查医嘱执行情况和危重患者护理记录，重点巡视危重患者和新入院患者，在交班时安排好护理工作。

4. 每班必须按时交接班，接班者提前15 min到科室，交接患者、护理记录、医嘱执行和物品(急救车、麻醉药品等)。对患者情况和病情观察、护理要交接清楚。

5. 上一班责任护士必须在交接班前尽量完成本班各项护理工作，处理好用过的器械物品和床边各种引流物品，为接班者做好工作、提供便利条件及用物准备，如消毒敷料、试管、标本瓶、注射器、常备器械、被服等，以便于接班者工作。遇有特殊情况，必须做详细交代，与接班者共同做好工作方可离去。

6. 早交班的方式可以是在护士之间进行，也可以是全病区医护联合交班。为减少夜班护士持续工作的时间，医护早交班内容可以由日班组长接班后传达。医护联合交班时，日班组长或夜班护士报告病情，全体人员应严肃认真听取。之后由护士长或组长带领A班(早班，即8—3班)和N班(夜班)护士共同完成床边交接班。床边交接班要避免走过场。

7. 其余班次除详细交接班外，均应共同巡视病房，进行床边交接班。

8. 交班内容包括：①患者总数，出入院、转科、转院、分娩、手术、死亡人数，请假、外出人数，以及新入院、危重、抢救、大手术前后或有特殊检查处理、有行为异常、自杀倾向的患者的病情变化及心理状态。②医嘱执行情况、重症护理记录、各种检查标本采集及各种处置完成情况，对尚未完成的工作，应向接班者交代清楚。③查看重点患者，如新入院、当日手术或术后3天患者，危重患者，特殊检查、治疗、用药患者，有多重耐药菌感染的患者，昏迷、瘫痪等危重患者有无压疮，以及基础护理完成情况，各种导管固定和通畅情况。④查看贵重、毒、麻、精神药品及抢救药品、器械、仪器的数量、技术状态等，并签全名。⑤交接班者共同巡视检查病房是否达到清洁、整齐、安静的要求，检查各项工作的落实情况。

9. 交班中如发现病情、治疗、器械、物品交代不清，应立即查问。接班时如发现问题，应由交班者负责；接班后如因交班不清发生差错事故或物品遗失，应由接班者负责。

10. 责任护士或组长填写"病房护理交接班日志"。"病房护理交接班日志"的书写要求字迹整齐、清晰，重点突出。护理记录内容客观、真实、及时、准确、全面、简明扼要、有连贯性，运用医学术语。进修护士或实习护士书写护理记录时，由带教护士负责修改并签名。七不接：患者数不准、病情不清、床铺不洁、患者皮肤不洁、管道不通、各项治疗未完成以及物品数量不符不交接。

五、护理业务查房礼仪

（一）护理查房的意义

护理业务查房是检查护理质量、落实规章制度、提高护理质量及护理人员业务水平的重要措施。其内容包括基础护理的落实情况、专科疾病护理内容、心理护理、技术操作、护理制度的落实，是护理管理中评价护理程序实施效果，了解护士工作的最基本、最常用、最主要的方法。

（二）查房前的准备

依下列顺序进行：病例选择—查房时间—查房地点—查房所需用物准备—患者准备—护士准备—学生准备。

（三）护理业务查房礼仪

主查者站于病床右侧；参与查房的其余人员位于病床左侧，责任护士要站在左侧第一位；旁听者立于床尾。

（四）护理业务查房流程

(1) 主查人说明查房目的。

(2) 责任护士报告患者情况，重点说明患者现存护理诊断/问题、护理计划、采取的护理措施、达到的护理效果及尚需解决的护理诊断/问题。

(3) 护理体检：主查人根据责任护士的报告和护理病历记录情况询问患者并进行护理体检。

(4) 评价与指导：主查人依据获取的资料，如患者护理诊断/问题、护理计划落实情况等相关问题组织护士进行讨论，做出评价。

知识链接

案例　护理查房记录

时间：2006.6.21.16:00　参加人员：10人（注明具体姓名）

主查人：王××

患者床号：23床　患者姓名：孙××　诊断：脑外伤、脑疝

查房主要内容：①责任护士简述病情经过（八知道）以及患者目前存在的护理问题。②气管切开早期常见并发症的观察及护理。③翻身、叩背、吸痰（实际操作）。④气道管理要点。⑤基础护理质量评价：三短六洁、卧位、床单位。⑥提问学生：鼻饲方法及注意事项。⑦健康教育评价：

询问患者家属肢体功能锻炼方法(实际操作)。

第四节 护理工作礼仪实训

一、门诊护士工作礼仪训练

(一)训练目的

熟练掌握门诊护理工作礼仪的基本要求。

(二)训练准备

1. 环境准备 实验室或者医院门诊。

2. 用物准备 设导诊台和导诊指示牌;设接诊台,放置血压计、听诊器、体温计、弯盘、纱布、消毒液、检查单、化验单、记录本、笔;设治疗车,上层置治疗盘放置皮肤消毒液、注射器、注射药物、棉签,治疗车下层放置弯盘。

3. 学生准备 着护士服,衣帽整洁,仪表端庄。

(三)训练方法

1. 训练内容 门诊导诊护士工作礼仪、门诊分诊护士工作礼仪、门诊治疗护士工作礼仪。

2. 案例资源

(1)导诊护士礼仪案例:小张是某医院导诊护士,此时导诊台前走过来一位老年女士,行动缓慢,伴有咳嗽,面色暗黄、疲惫。护士小张立刻来到此女士身边,关切地询问病情,指导其挂号,指引就诊路线。

(2)分诊护士礼仪案例:李护士是消化内科分诊护士,这天上午一位精神萎靡的女患者前来就诊,李护士接过挂号本嘱咐其按号排队入座准备就诊,并严密观察其情况,在等待过程中这位女患者突然呼吸急促,主诉寒冷、剧烈头痛,李护士立刻给予生命体征测量,将其护送入诊室,提前就诊。

(3)治疗护士礼仪案例:小贾是门诊治疗室护士,这天有一位妈妈带着7岁的孩子前来进行皮下注射麻疹疫苗,小贾接过预防接种疫苗记录本后,询问孩子近期有无感冒、发热、过敏等健康问题,无误后即给孩子进行接种,注射后嘱咐其母亲近两日不要给孩子洗澡并注意体温的变化,告知家长注射疫苗后可能出现的症状。

3. 训练指导 以小组为单位,组长负责制,教师对分组练习进行讲解,引导学生组织情景对话和练习,教师提出要求,根据学生练习情况个别指导。

(四)效果评价

1. 学习能力评价 着装是否符合要求,语言和举止是否规范,表情是否自然,情景设计是否合理。

2. 创新意识评价 语言的组织和运用是否有创意,是否与模拟情景相适应。

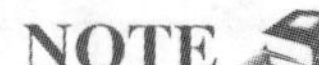

3. 职业情感评价 对服务对象的态度是否诚恳、亲切，是否微笑服务，对服务对象提出的问题是否能耐心解答。

4. 团队精神评价 小组成员配合是否默契。

二、急诊护士工作礼仪训练

（一）训练目的

熟练掌握急诊护理工作礼仪的基本要求和礼仪规范。

（二）训练准备

1. 环境准备 模拟急诊环境。

2. 用物准备 抢救室设有急救车、氧气装置、电动吸引器、除颤仪等抢救设备。治疗车内放置血压计、听诊器、体温计、弯盘、纱布、消毒液、必要的抢救药品和液体；记录本、笔、医疗检查单、化验单。

3. 学生准备 着护士服，衣帽整洁。

（三）训练方法

1. 训练内容 急诊护士工作礼仪、急救护士工作礼仪。

2. 案例资源 护士 A 是某医院急诊科护士，某一天，一位冠心病发作患者由家属用轮椅送入抢救室，患者面色苍白、面露恐惧、四肢无力，家属进入急诊科后大声呼救。护士 A 见状立刻实施抢救，通知医生后立即帮助家属将患者移到抢救床上；同时指挥护士 B 准备药物；护士 C 准备吸氧等抢救设备，经过医护人员的积极抢救和配合，患者症状很快缓解，家属非常感谢在场的医护人员。

3. 训练指导 以小组为单位，采用组长负责制，教师对练习内容进行讲解和分析，指导本组学生组织情景对话和练习，教师提出要求，根据学生练习情况个别指导。

4. 情境训练要求 ①接急诊患者时，动作敏捷、语言准确、抢救及时，正确应用询问语、安慰语、解释语等。②准确应用电话礼仪和同事间工作交往礼仪。③掌握护理操作中的礼仪要求。④准确掌握急救护理工作礼仪。

（四）效果评价

1. 学习能力评价 着装是否整齐，语言和举止是否文明、规范，情景设计是否合理，训练内容是否全部完成，练习过程是否严谨认真，与患者及家属的沟通能力、配合协调能力如何，是否有处理问题的应变能力。

2. 创新意识评价 语言的组织和运用是否合乎急救情景。

3. 职业情感评价 对患者和家属的态度是否诚恳、关切，对提出的问题是否能耐心解答。

4. 团队精神评价 小组成员配合是否默契，每个小组成员能否积极参与，分工是否合理。

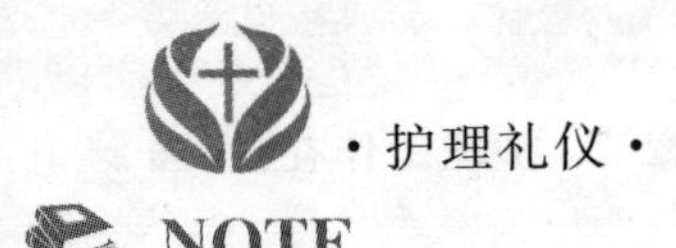

三、病房护士工作礼仪训练

（一）训练目的

熟练掌握病房护理工作礼仪的基本要求和礼仪规范。

（二）训练准备

1. 环境准备 模拟病房环境，清洁、安静、宽敞。

2. 用物准备 护理车、治疗车、处置盘、注射器、药物、血压计、听诊器、体温计、弯盘、纱布、消毒液、记录本、笔等。

3. 学生准备 着护士服，衣帽整洁。

（三）训练方法

1. 训练内容 迎接新入院患者的护士工作礼仪，内科、外科、妇产科病房护士工作礼仪，护理操作礼仪，护送出院患者工作礼仪。

2. 案例资源

(1) 患者 A，男，54 岁，因“急性胃肠炎”收住院，护士小王是办公护士，接到患者 A 的住院通知后，开始准备迎接新入院患者，患者进入病区后，小王迎接，并办理相关手续；后交给责任护士小张，小张送患者进病房，对住院环境进行介绍，同时做相关的专业知识宣教。

(2) 患者 B，女，学生，16 岁，因昏迷入院，诊断为动脉瘤，入院后行动脉瘤介入治疗。术后第 3 天，患者意识清醒，四肢活动自如，主诉头痛，体温 38.1℃。护士小温为患者进行静脉输液治疗，并鼓励患者积极配合治疗，对患者提出的疑问给予解答，嘱咐术后应注意的事项。

(3) 妇产科护士小杨，准备为次日行子宫切除术的张女士做术前准备。小杨看到患者呆坐在病床上，情绪抑郁，亲切地询问其有什么顾虑，了解到患者是由于担心子宫切除后有生活等方面的担忧，便向患者解释说明，并为其做好术前准备。

(4) 患者 C，男，40 岁，右侧前臂烧伤后瘢痕挛缩，需手术治疗而收入院。术后康复，准备出院，责任护士小刘帮助其办理出院手续并进行出院指导，后护送其出院。

3. 训练指导 以小组为单位，采用组长负责制，教师对练习内容进行讲解和分析，指导每组学生组织情景对话和练习，教师提出要求，根据学生练习情况个别指导。

4. 情境训练要求 ①迎接新住院患者时动作敏捷、语言准确、正确应用询问语、安慰语、解释语等。②准确应用操作礼仪和病房接待礼仪，态度和蔼、真诚。③掌握护理操作中的礼仪要求，动作敏捷、举止大方。④护士对病区环境、病室设施的介绍礼仪，多以患者角度进行表述。⑤内科、外科、妇科护理工作礼仪，注重心理疏导，适当应用肢体语言。⑥患者出院工作礼仪。

（四）效果评价

1. 学习能力评价 着装是否整齐，语言和举止是否文明、规范，表情是否自然大方，情景设计是否合理，训练内容是否完成，练习过程是否严谨认真。

2. 创新意识评价 语言的组织和运用是否合乎护理情景，情景设计是否多样、灵活。

3. 职业情感评价 尊重患者，充满爱心，能耐心地做好术前及术后的心理疏导工作。

4. 团队精神评价 小组成员配合是否默契，每个小组成员能否积极参与，角色分配是否合理，训练各成员间配合是否默契。

习题

一、简答题

1. 护理工作中的基本礼仪要求有哪些？

二、单项选择题

1. 护士在走廊推治疗车前行，遇到外出检查返回的患者推车，应该（　　）。

A. 径直前行　　B. 绕道而行　　C. 礼貌退让

2. 护士在进行操作时，良好的形象与和蔼的态度对操作成功（　　）。

A. 丝毫没有帮助　B. 有很大帮助　C. 有轻微帮助

三、多项选择题

1. 护士操作中为了减轻患者痛苦，应巧妙地转移其注意力，方法有（　　）。

A. 和患者聊天　　B. 让患者讲最快乐的事情

C. 让患者听音乐　　D. 望梅止渴

E. 让患者看书

四、模拟场景训练

病例：患者王某，2014 年 5 月 3 日因“急性阑尾炎”急诊入院，入院后完善各项检查与术前准备后，急诊在腰麻下行阑尾切除术，手术顺利。今为术后 2 日，按照手术后患者护理常规，责任护士准备给王某测量上午 11 点的体温、脉搏、呼吸。

练习：请你根据前面所学习的护士操作礼仪规范，对此患者进行操作前、操作中、操作后的护理。

将学生分为若干小组，进行端治疗盘、持病历夹、推治疗车的循环练习，并交叉评分。

（韩文萍）

第八章 护理学生临床实习礼仪

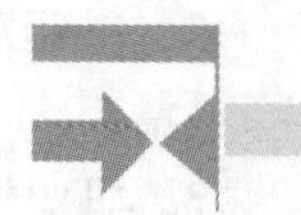

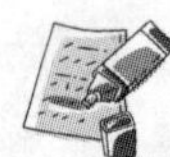

学习目标

知识目标:1. 能叙述护理学生实习前应准备好的内容和要求。
2. 能说出实习过程的基本礼仪要求。
3. 能说出与不同人员交往的礼仪规范。

技能目标:1. 能够在实习前掌握基本的护理知识和技能。
2. 能够在实习过程中体现得体的礼仪规范。

社会目标:1. 能够理解礼仪对个人和团队的积极社会效应。
2. 能够认识到得体的礼仪对顺利圆满完成实习任务的重要性。

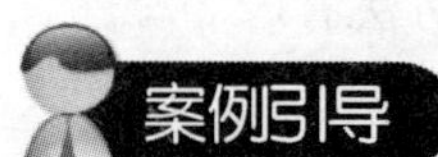

张小惠,女,22岁,某高职院校护理系学生,现在一家三甲医院毕业实习。实习第一天上午9点,病区收住了一位"甲状腺功能亢进症"患者,张小惠的带教老师对她说:"小惠,你准备下物品,我们一起去给新患者测量生命体征。"张小惠很利索地将血压计夹在腋下,听诊器塞进口袋里,手上拿一支体温表就跟着老师到了病房,一声不响地给患者测了血压,测脉搏时拿出手机计时,完后继续一声不响地站在床边听老师向患者询问病史等。

思考:张小惠同学的行为哪些地方不妥?进入临床实习前应做好哪些准备?在实习中与带教老师、其他科室工作人员、患者的交流沟通以及在操作过程中应遵循哪些礼仪?

临床实习阶段是医学生实现基础理论向临床实践过渡的重要环节,是学生从学校走向社会的"桥梁"。这个时期的培养对学生今后的发展有着举足轻重的作用。护理学生(以下简称护生)通过临床实习,巩固和加强了在校学习的理论知识,护理专业技能得到锻炼和提高,同时也促进了人际关系、沟通交流、角色态度、应变处事以及心理承受等各方面能力的提升和成熟,直接影响到今后能否顺利进入职场、更好更快适应工作岗位。因此,护生在实习前应在专业知识技能、心理态度、仪表仪容、工作物品等各方面做好充分的准备,实习期间懂得并正确运用基本的礼仪礼节、符合职业要求的仪容仪表、文明得体的言行举止、端正的实习态度、主动好学

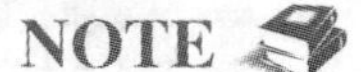

积极进取的学习精神等，以促进和科室带教老师、护士长、科室同事、实习同学以及家属等建立良好的人际关系，保证顺利圆满完成实习，为今后顺利走上护理工作打好坚实的基础。

第一节 实习前准备

一、知识与技能的准备

学生在校学习的知识和技能都是最基本、最典型的，学习模式是序贯式的，知识是点到点、零散的，技能是一项一项的，相互之间缺少连贯整合。而临床患者是一个有机整体，有个体差异和病情的复杂多变，这些都需要医护人员整体考虑、综合分析和处理；从学校在模型上的操作训练一下转变到真实的患者身上操作，都会让护生感觉一下子难以适应、显得不知所措；临床医疗护理知识的进展更新，设备仪器的种类和型号繁多及与护生在校练习时使用的不同等，让护生感觉学校学的和临床做的根本不一样而产生茫然、紧张、焦虑等心理。因此，加强实习前的理论知识整合连接和护理技能综合练习，对提高护生的整体分析、应急变通、综合处理能力，帮助护生更快适应临床护理工作是很有必要的。

（一）专业理论知识

以临床案例为引导，通过综合分析，将基础知识和专科知识纵横联系，复习巩固所学的理论知识，在此基础上增加临床新进展、新知识，以增加学生的知识面，鼓励培养学生的自学能力，养成终身学习的理念和习惯。

（二）护理操作技术

根据案例分析需要采取的护理措施，引导出相关的护理操作项目，并设置多种状况以培养学生整体考虑、应急变通、多人合作的处理能力，让学生充分领会护理技能的操作要领，在遵守原则的前提下如何根据情况采取更加正确有效的方法，学会团队合作，熟练掌握各项护理基本技术。

（三）基本沟通能力

在案例分析、处理过程中，展示医护、护护以及护患之间沟通的必然性和必要性，教会学生基本的沟通方法和技巧，真正领会、注重职业礼仪、文明得体的言行所带来的良好效应和职业忌语所产生的不良后果。

二、心理准备

临床实习阶段，护生从学生角色向护士角色转变，从环境相对单纯的学校进入环境相对复杂的医院，人际关系、责任义务、学习内容和方式、评价方式以及生活规律等都发生明显变化，很容易产生生理和心理上的不适。

（一）人际关系变化

进入临床，护生势必要面临科室护士长、带教老师、医生、其他科室的工作人员

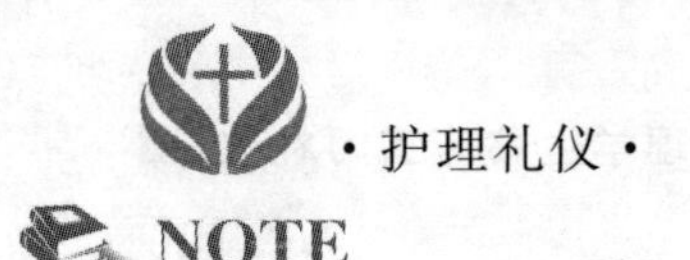

及家属等复杂的新型人际关系，与他们之间的交流需要一定的专业知识和沟通技巧。陌生的环境、陌生的人际关系、陌生的交流要求，这些可能会让护士产生紧张、无助的情绪。

（二）学习方式和评价的变化

实习阶段主要是学习掌握护理操作技能，除了需有扎实的理论基础来指导，还要“会做、会说、会思考、会变通”，主要是通过观察、思考和领悟来掌握各种临床护理技能。带教老师对护生的评价会根据是否乖巧有礼、善于沟通、悟性高低、动手能力以及应急处理能力等综合素质，而学生的优势特长各不相同，有些理论知识学习得不错，有些学生动手操作能力很强，有些学生人际交往、沟通很好，有些学生乖巧悟性高，有些学生本分慢热等，所以在校学习成绩好的学生，到了临床不一定能很快适应或者被欣赏、被认可。

（三）责任和义务的变化

进入临床实习，护生要巩固专业知识、学会护理技能、掌握护理进展；面对不同疾病、性别、年龄、个性特点的患者和（或）家属，要学会和他们沟通，完成各项需要注意力高度集中、严格遵守操作规程、确保准确无误的护理任务，还要承担患者的生活照顾、健康教育、心理护理、隐私保护等，责任和义务都大大增加，这让基本都是独生子女、生活经历相对简单的90后护生们，会担心自己做得不够好或者工作出错等，产生较大的心理压力。

（四）生活规律的变化

护士工作三班倒，护生需要跟着带教老师熟悉各个时间段、各班次的护士工作内容职责和工作特点，有规律的生活节奏会被打乱，中午班、夜班等严重影响了正常的睡眠和饮食规律，如果适应不良，必会严重影响身心健康和工作、学习质量。

（五）护士职业认知的改变

医院人员流动大，人群密集，环境比较嘈杂；护士工作严谨紧张、繁忙琐碎；患者和家属有时的过分要求和挑剔；接触患者的血液、排泄物、呕吐物甚至被沾染到护士身上；紧急救护时可能出现的大声呼救、用力抢救的“女汉子”形象；护士工作服因久穿会有破旧或者渍迹等，这些都会和护生原来心目中的在安静、宽敞、明亮的病房着洁白挺括的燕子帽、护士服，有精致的妆容、温和轻松的言谈、优美标准姿态的美丽“白衣天使”形象相差甚远，难免会有心理上的落差和失望。

（六）可能会遇到的挫折

实习期间会遇到患者或者家属对护生不信任、不认可，拒绝护生为其护理操作，工作失误时自己难受还有被带教老师严厉批评，有私事时但不容易请假等，会让护生感觉到委屈、不被理解或有挫败感。

以上种种如果应对不良，不仅影响了护生的情绪、学习效果，也影响了护理工作质量，甚至是今后自身的发展和职业态度。因此护生应有充分的心理准备，端正学习态度，辩证看待问题，学会自我调节，以积极阳光、乐观主动的态度来适应环境变化，正确处理各种人际关系和挫折，学会有效的沟通技巧，保证实习的顺利。

三、物品准备

（一）工作服装准备

1. 护士服 有护生自己学校标识的护士服两套以供换洗，要求合体整洁、衣扣拉链完好无破损。

2. 护士帽 女生为燕子帽，男生是圆帽，和护士服同色系，要求干净、平整无破损。手术室、ICU、透析室、隔离病房等特殊区域需要戴布质或一次性圆帽（一般医院能提供）。

3. 护士鞋袜 浅色、防滑软底、合脚全包的坡跟或平跟护士鞋，鞋面简洁、带扣完好；袜子以肤色、白色等单色、棉质为佳。

4. 发夹发网 发夹用来固定帽子和偏长的刘海、鬓发、碎发，长发者先扎成马尾再用发网罩住。

（二）学习工作用物准备

必带的有实习手册、蓝色水笔、可以放口袋里的小笔记本、带有秒针的手表或挂表，铅笔、红色笔一般实习科室会提供。

注意：个人生活用品（如钥匙、钱包、手机等）尽量小体积，在不影响工作的前提下随身携带，或者储放在科室提供的加锁的柜子里，妥善保管以免丢失。

第二节 实习过程中的基本礼仪

护生兼有学生和护士的双重身份，实习期间需要轮转到不同科室、不同岗位进行学习工作，接触到的医务人员包括临床科室医护人员、行政管理部门、医技检验、后勤设备以及配送中心护工、科室里的清洁工等工作人员，还包括患者及其家属，还有一起实习的来自不同院校、不同学历层次的同学。护生在实习及与他们交往的过程中应注意基本的礼仪、礼节，言行举止要文明有礼，建立和谐的人际关系，树立良好的职业形象，保证实习的顺利进行。

一、与医务人员的交往礼仪

（一）仪表端庄，妆容得体，言行文明

护生的形象和言行也代表了学校、实习医院和整个医务工作者的整体形象，所以在妆容、着装、言行举止上应符合职业规范要求。

1. 仪表仪容 做到衣帽整洁，刘海不遮眉眼，脸边无鬓发，长发不过肩；护士服内不可穿大领子、连帽衫，保证里面衣服在衣领、袖口、下摆处均不外露；不穿露脚趾的鞋或者拖鞋、硬底鞋、高跟鞋；上班期间不佩戴耳环、戒指、手链、手镯、脚链等；不浓妆艳抹，可适当淡妆上岗；不留长指甲，不涂抹色彩明显的甲油、甲彩。

2. 言行举止 工作场合不大声说笑，与人交谈面带微笑、语速适中、语调温

和，声音以对方能听清为度，多用“请”、“谢谢”等文明用语，手机关机或者调成振动、静音，护理患者期间禁止接听电话；进出过道、电梯、楼梯等注意礼让，不争不挤，靠右站立行走；注意正确的站、走、坐、蹲等姿势，运用正确的表情、手势等身体语言；不随便评论人和事，不可随便拍摄照片，不在背后或公开场合、微信、微博、QQ等地方谈论或者发布实习期间的所见所闻，尤其是涉及个人和(或)单位的信息、权利义务或纠纷等的。

(二) 尊重老师，团结友爱，谦虚好学

护生接触最多的是带教老师，但其他相关的医护人员也同样是老师，需要同样尊重、有礼貌。

1. 行政管理人员 护生一到医院，最先接触到的是护理部、医教科的老师，他们会给学生介绍医院的总体概况、相关规章制度、实习生管理要求、实习科室分配、生活安排等内容，此时要注意秩序、准时到达、仔细听讲，有疑问时等老师介绍完毕后再举手礼貌提问；平时在见到他们时要主动问好，避免过分热情或者害怕而逃避等行为。

2. 实习科室人员 科室带教有“跟班次”和“跟老师”的模式，所以带教老师有一人到数人不等，护生接触最多的就是自己的带教老师，但科室里的护士长、医生、护士等所有的工作人员都是老师，同样要尊重他们。护生普遍存在认为科室护士长严肃严厉，让人感觉惧怕不可接近的现象，其实这并不正确。同学在进科室前一周可以先和护士长见一下，如有特殊情况可以事先和护士长就排班进行交流沟通，尽量要尊重护士长的安排。学习上要积极主动、虚心求教，不管是否是自己带教老师分配的任务，在遵守操作规范的前提下都要认真完成；对待自己工作上的失误、差错，要诚实汇报，认真吸取教训并改正；对于老师的表扬和肯定要真诚地表示谢意；对老师的批评和误解要虚心接受，并在合适的时间和地点用谦虚的语气解释，不可当面不分场合辩解顶撞。与科室的工人、护工等相处要有礼貌，尊重他们的工作。

3. 其他科室工作人员 护理工作和其他临床科室、医技检验、设备后勤等科室的工作人员之间的关联性很大，在此过程中注意相互理解和尊重对方的工作流程和特点，相互配合包容，以保证在提高工作效率的前提下愉快地合作。

4. 一起实习的同学 一起实习的学生来自不同院校、不同区域、不同学历层次，各有所长，大家要和睦相处、互相帮助、互相学习；因为护生上班时间的不一致，一起居住的同学要相互关照和体谅；共享学习经验收获，分享就业招聘信息等，相互鼓励、共同进步提高。

二、为患者服务时的基本礼仪

(一) 基本的服务礼仪要求

1. 谦虚礼貌，换位思考 护生的实践机会和效果与患者的配合程度密切相关，除了有带教老师的引导和跟患者的沟通，护生自己的表现也至关重要。护生接

触患者及家属时要态度诚恳谦虚，言语温和有礼，要理解患者和家属对护生的抵触和不信任、甚至拒绝实习生为其操作的心理和言行，尊重他们的意见，不要急于求成，平时注意细节、尽量在生活等力所能及的事情上多关心照顾患者，慢慢取得他们的信任和配合。

2. 关爱患者，自觉自律 护生应尽量掌握患者的基本信息和病情、治疗方案、需要做的特殊检查等，关心体谅患者的不快感受和痛苦。在给患者操作前要解释并取得同意，操作时如果一次不成功，应自觉让老师来完成或者请老师帮忙完成，不可反复进行以增加患者的不适和痛苦。操作结束后要仔细向患者及家属交代注意事项，要主动帮助患者整理好床单位和取舒适的体位。对患者出现的特殊情况不一惊一乍，态度要冷静平和，以免增加患者的心理负担。

3. 诚信文明，尊重 护理工作当中注意言行文明，与患者的交流言辞温和恰当，不可说大话、谎话，答应患者帮助查询检查结果或者其他相关讯息要及时反馈；操作过程要照顾患者的感受，注意遮挡；不随意打听和评论、传播患者个人或家庭的信息、隐私等；对患者的配合表示真诚的肯定和感谢。

（二）不同岗位护生的服务礼仪

1. 门诊导医护生的礼仪 门诊导医的职责主要是为患者提供医院就诊流程、科室分布及线路、医生排班、各科特色专长等信息，维护患者就诊秩序，为特殊患者提供帮助等。在此岗位的护生要注意衣着、妆容、站姿、言行等整体形象，让患者感觉亲和而愿意求助；同时要熟知门诊的布局、就诊的流程、专业特色、自动就诊系统的应用、应急处理等，以能给患者专业有效的指导和帮助。公正维持就诊秩序，遇到插队的患者要晓之以理耐心劝说；要随时观察候诊患者的情况，对病重以及有特殊情况需要照顾的患者应优先安排就诊，并和其他候诊患者做好告知解释。

2. 手术室、ICU、隔离病房等特殊科室护生的礼仪 这些科室的患者没有家属陪伴，他们病情重或者病情特殊，往往会有无助、恐惧、悲观等心理，很需要医护人员的支持和关心。护生在言行举止上要多关心他们，适当的一句鼓励、握一下手、轻拍手背或背部等都会让患者感受到力量和温暖。不管患者是什么病种、何种原因患病、有无意识、有无自理能力等，作为医务人员都要一视同仁，工作态度慎独自律，严格按照操作规范要求执行，避免出现粗暴、嫌弃的表情、言语和举止。

3. 普通病房护生的礼仪 患者入院时，护生应主动参与安置病房，选择合适时机介绍病区环境和生活辅助设施等，态度温和，耐心介绍解答，以帮助患者尽快熟悉环境、消除陌生感；住院期间认真用心护理，遵守操作规程，不可因为和患者熟悉了就随便说笑、随便坐病床上等，更不可在操作时不严格执行查对制度；出院时耐心指导办理手续、出院带药、饮食复诊等，应护送到电梯口或者病区出口，选择合适的话语，如“路上小心”、“您慢走”、“回家好好休息”、“有需要打我们科室电话”等。

护生应学习掌握“3S”程序，在遇到新入院患者或家属来护士站询问时，能够正确运用。

知识链接

接待"客人"3S 程序

3S 是指 stand up、smile、see(eye-contact)，即起立、微笑、目视对方(眼神的接触)。stand up：用身体语言表示欢迎之意，起立是最基本的礼貌。smile：微笑的魅力总是无穷的，当"客人"到达时，微笑的表情会把热情之意无言地传递给对方。see(eye-contact)：如果你起身、微笑，却不看着对方，客人未必会觉得你之前的动作与他有关。通过眼神才能真正把诚意传达给对方。

4. 面对特殊群体患者的护生礼仪

(1) 急诊患者：遇到急诊患者，护生应步履轻快、动作敏捷地接待患者，准备用物并配合老师进行抢救，主动勤快地协助、指导家属办理手续、辅助检查；对家属的急躁情绪和不配合言行要表示理解，正确引导和劝说，不可指责或者表示厌烦；对来自农村或者年老、幼小而显得无助的家属应给予耐心指导和帮助；对家属的询问不可不理不睬，或者随意说"会好的"、"没希望"、"我不知道，你们自己问医生"之类的话语，可以告诉家属"我们会尽力抢救"、"具体等会儿医生会和你们沟通的"等；对身上有血迹、呕吐物、污渍、臭味等的急诊患者，要迅速地在确保安全的前提下，表情自然温和、认真地进行清理，不可有厌恶的表情和言语，更不可站在一边对家属指手画脚、呼来唤去地让做这个做那个。

(2) 同龄异性患者：同龄人比较有共同的话语，会更好地沟通和相处，这对学生的实习是有帮助的地方，但护生要把握好度，以免引起不必要的误会。工作中言行稳重得体，不可过分活泼热情或者过分害羞而没有话语；工作时间以外的交流尽量避免；在涉及隐私部位的操作时要表情严肃自然，并应有老师在场。

(3) 残障患者：要尊重和爱护他们，面对变形的外貌或者肢体等，要克制住自己的情绪和表情，不可显露惊讶、恐怖的眼神或表情；避免过分地关心和同情，不可过多关注或者提起患者的残障器官、功能；不可对患者的辅助工具充满好奇或者把玩；不可在患者面前提及"残废"、"瞎子"等不雅词语。根据残障的类型，给予适当的帮助；根据患者的情绪状况和性格特点，给予适当的鼓励。

(4) 绝症患者：要根据患者是否得知病情真相以及患者对待疾病的态度，选择合适的沟通方式和交谈内容。对于不知详情，需要对其保密的患者，护生尤其要警惕患者故意"引诱"实习生说出真情；对坦然接受病情现实的患者，护生要以阳光积极的态度，多给予肯定和表扬，并表达敬佩之情；对于悲观绝望的患者，避免冷漠或者笑话患者"怕死"，要多陪伴、多倾听，尽量引导患者将注意力转向生活中正向、美好的一面，引导患者懂得心情对生活质量的影响，而生活质量对于生命的意义等。

(5) 老年患者：老年人身体器官功能衰退，机能下降，反应迟钝，动作笨拙；由于疾病或者老化导致失智、失能等。护生要有关爱之心，要有耐心，不可有嫌弃之言行，要认真仔细地护理老年患者，体贴老人的身心感受，避免过多暴露身体；多陪伴老人，耐心倾听老人的倾诉，对于脾气倔强、固执己见的老年患者，不要刻意争辩或顶嘴，要虚心接受老人的“训话”；善意提醒老人注意安全事项，并要有安全意识，协助做好安全隐患的排除，以免老年患者发生跌倒、烫伤、坠床、走失等意外。

(6) 小儿患者：要有高度的责任心和关爱呵护患儿。面对患儿，表情要和蔼甜美，动作要轻柔亲切，言语要温和，必要时使用“童语”，或准备可爱温情的卡通画、用小玩具布置环境，以消除或减少患儿对医护人员的距离感、恐惧感，对年龄大的患儿可以多讲理、多鼓励和表扬，避免恐吓、责骂等言语。

(7) 外籍患者：对待外籍患者，态度要诚恳，热情适度，了解对方的国籍、生活习惯、个人信仰、使用的语言以及特殊的爱好和忌讳，懂得尊重对方的习惯并提供合适的帮助，不过分关注和谈论对方的长相、肤色，语言交流有困难时要谦虚求助老师并虚心学习，必要时使用合适的非语言交流进行沟通。

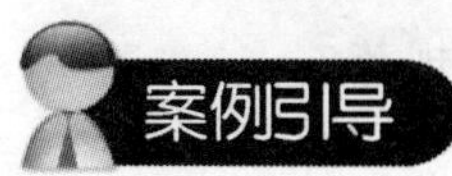

护理操作礼仪范例

护生的临床实践机会需要带教老师的引导，当然更离不开患者和家属的配合。应根据患者的身体条件、个性特点、操作技能的危险性以及护生的实际情况等综合考虑，选择合适的机会进行学习。下面介绍静脉输液护理操作礼仪范例，供学习时参考。

密闭式静脉输液技术

1. 病例介绍　陈大伟，男，65岁，某局长退休，入院诊断为“慢性支气管炎急性发作”。医嘱给予0.9%氯化钠250 mL＋青霉素钠640万U iv gtt qd，今天输液是第3天，静脉条件好。

2. 操作前　护生王丽，衣帽整洁，指甲已修剪。和带教老师李燕一起推着治疗车进入病房，李燕面带微笑：“陈局长，您好！今天感觉怎么样?”陈大伟：“咳嗽少了，痰也能咳出来了，感觉呼吸也顺畅多了。”李燕：“哦，两天的用药有效果了，今天还要继续为您输液，您今天想打哪个手？来，请您伸出手来，我看看血管，嗯……老陈局长，跟您商量下，您的血管比较粗、直，弹性也好，我们王丽同学已经实习一个多月了，之前也在我们带教下进行过静脉穿刺，都成功了，今天您能否让她给您打针?”陈大伟：“嗯……好吧，但不要乱戳！”李燕：“谢谢您！您放心，王丽同学打针已经比较熟练了，我也在边上看着呢。”王丽：“谢谢爷爷，我会小心的。输液需要一个小时左右，请问您是否先上洗手间?”陈大伟：“不用，我刚上过。”王丽：“哦，那好的，我们就可以开始输液了。爷爷您这样躺着舒服吗?”陈大伟：“可以的。”

3. 操作中　王丽拿起输液瓶：“爷爷，请您说一下自己的姓名。”陈大伟：“陈大伟，每天都问，有必要吗?”王丽看着输液瓶上的输液标签：“陈大伟，嗯，对的。爷爷这是我们的操作规范，必须要核对无误才能使用，以免用错。”王丽：“今天用的药和前两天一样，都是消炎药。”陈大伟：“哦，知道了。”王丽：“陈大伟爷爷，我现在要进针了，可能有点疼，您不要害怕。”陈大伟：“嗯，好的。”王丽：“好了，爷爷您手放松点，我给您固定好胶布。”陈大伟：“技术不错，我一点没觉得痛就好了？”王丽：“谢谢您的鼓励！给您调好滴速了，您自己不要调节，待会翻身或者起来的时候，输液的这只手小心一点，呼叫器放枕边了，您要是有需要就按一下，我们会立即过来，当然我们也会经常来看看您的。”陈大伟：“好的。”

4. 操作后　王丽：“谢谢陈大伟爷爷！那您休息一下，我们要去给另外的患者输液了。”王丽让陈爷爷输液的手放舒适后帮助他整理好被子，然后整理用物，用速干手消毒液擦手后推着治疗车走到门口停下，打开房门后将治疗车轻轻推出，并转身面对老陈局长微笑着关上房门。

习题

一、简答题

1. 护生在实习前应做好哪些准备？实习时应遵循哪些礼仪规范？

二、单项选择题

1. 护生与患者交流沟通时，最清楚、最准确的信号是（　　）。

A. 表情　　B. 目光　　C. 语言

2. 门诊导医护生在与咨询者交谈时，目光应落在患者面部的区域是（　　）。

A. 任何地方

B. 双眼到锁骨之间

C. 双眼或双眼与额头之间的区域

3. 护生需要和患者讨论涉及隐私的问题，正确的做法是（　　）。

A. 和患者短信交流

B. 护士站里交流

C. 有老师陪同，在安静的地方小声交流

4. 护生在给住院患者发放“住院一日清单”时，应采取的方法下列哪项是恰当的？（　　）

A. 双手递给患者或者家属，字面朝上方便患者查看，并伴随语言交流

B. 放在患者床头柜上，不声不响转身离开

C. 放在患者的床头柜里

5. 护生准备一个静脉输液治疗盘，到病房为患者输液，下列行为中正确的是（　　）。

A. 直接端着输液盘，进病房后放在患者床边或者床头柜上

B. 应放在治疗车上，推至病房门口，先敲门再进入

C. 不用携带治疗车，用脚轻轻推开房门

三、模拟场景训练

1. 病例：张某，男，28 岁，因腰背绞痛，并向下腹部、会阴部放射，伴有排尿困难，疼痛，尿色呈洗肉水样 5 h，于 2014 年 3 月 1 日 9:00 拟“泌尿系统结石”入院，入院经解痉、止痛、消炎、止血等治疗后，现疼痛缓解，尿色变清，排尿困难缓解。根

据医嘱今天做泌尿系统造影检查，今晨需要清洁灌肠一次。责任护士张清交代实习护士梅朵朵准备好用物，准备进行清洁灌肠，但梅朵朵只是在学校里练习过灌肠，实际临床上还没碰到过，她非常想有这样的一次学习机会。

练习：

(1) 请根据所学的知识，谈谈梅朵朵同学应该如何和带教老师沟通，说明自己的情况和表达自己的愿望？在给该患者进行灌肠操作前、操作中、操作后应该注意哪些基本礼仪和正确的护理操作？

(2) 学生根据案例，模拟扮演带教老师、梅朵朵、护士长、患者张某以及张某的母亲和女朋友等不同角色，演练相互之间的沟通交流、最后如何相互配合完成造影前的肠道准备。

(李爱夏)

第九章 求职礼仪

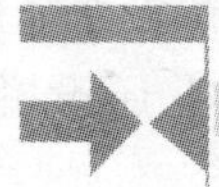

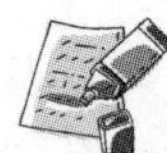

学习目标 …

知识目标：1. 说出护生的求职礼仪规范。

2. 掌握求职信的书写规范和礼仪要求。

技能目标：1. 护生能在实际应聘中应用相应的求职礼仪。

2. 能熟练书写求职信并准备相关求职资料。

3. 护生能与考官进行良好的沟通与交流。

案例引导

小王是某大专院校大三的学生，临近毕业，小王的工作还没有落实，正在为此事担心，这时某三甲医院通知她一周之后去医院参加面试。

思考：小王应该做哪些准备？

在当今激烈的社会竞争中，求职已成为每一位大学生必须面对的、无法逃避的一项重要活动。如何在求职中立于不败之地，成为每一位毕业生最关心的话题。每一位求职者，都希望在面试的时候留给主考官一个好印象，从而增大录取的可能性。所以，事先了解一些求职特别是面试的礼仪，是求职者迈向成功的第一步。中国有句古话："知己知彼，百战不殆。"面试就如同一场试探性的战斗，战斗的双方就是面试单位的主考官和参加面试的你自己。因此，要在短暂的面试时间里更充分地展示自我，就需要应聘者在面试前做好充分的准备。面试过程中简洁对答、机智灵活的反应、充分自信的展示、得体大方的举止等，都将为求职成功打下基础。

第一节 概 述

一、求职礼仪的概念

求职礼仪是公共礼仪的一种，是发生在求职过程中的一种社交礼仪，是求职者在求职的过程中所表现出来的礼节和仪式。求职礼仪是公共礼仪的一种，它一般是通过求职者的应聘资料、语言、仪态举止、仪表、着装打扮等方面体现其内在素质的。求职礼仪并不仅仅是一般理解上的穿什么衣服，化什么样的妆，也不仅仅是会说几句客套话，而是首先要有发自内心的对他人的尊重和关注，并要使他人感到受尊重和被关注。在这一基本出发点的基础上，行为系统和外表系统的改善才是有效的、持久的。同时你对他人的尊重和关注也要通过行为系统和外在系统表现出来，让他人感受到这种尊重和关注。

求职礼仪是求职者整体素质的体现，求职礼仪帮助求职者顺利完成求职的全过程。护生求职礼仪要体现护生的文化修养、职业形象、职业素质、专业水平、人文修养等。

二、求职礼仪的特点

求职礼仪的特点：①广泛性；②目的性；③时机性。

1. 广泛性 所谓广泛性，主要是指求职礼仪在整个人类社会的发展过程中是普遍存在的，并被人们广泛认同。每年都有大量的毕业生源源不断地进入劳动市场，对于每一位毕业生来说，为了社会的不断发展，为了实现自己的人生目标，在毕业后都需要通过求职来获得一份满意的工作，来实现自己的人生价值。因此，求职礼仪具有广泛性。

2. 目的性 求职对于招聘单位和应聘者来说其目的性非常明确。招聘单位希望录用综合能力强、整体水平高的人员，但是招聘单位往往把面试时应聘人员的仪表、言谈、行为等第一印象作为是否录用的重要条件。所以，应聘者应根据这一点进行有目的的准备，从而实现求职的成功。

3. 时机性 求职具有较强的时机性，尽管求职者为了获取一份工作都会做大量的准备工作，但是求职的结果往往取决于双方的短暂接触，尤其是面试，更是求职成功与否的关键。因此，如何抓住短暂的面试时间给招聘方留下好的印象，对于每一位求职人员来说至关重要。

三、求职礼仪的种类

随着社会的进步，求职礼仪的种类也越来越多变，根据招聘单位的机制、性质、形式的不同，求职形式可分为书面求职、电话求职、网络求职三种形式，三者可以单一地出现，也可以综合地出现。其中以书面求职为多见。此外现在电话面试、网络面试也是新的潮流趋势。通过电话网络面试，求职者不但可以避免旅途劳累，也节省了开销，对于企业而言，通过电话面试可以降低招聘开支，提高企业的办事效率。对于我们护士来说目前还是以书面求职较为多见。

第二节 书面求职礼仪

一、自荐信的书写

在选择职业时，一份合格的自荐信是重要的资料之一。自荐信可向用人单位表达求职者个人的愿望与要求。自荐信实际上就是求职者有目的的自我介绍，带有明显的自我推销色彩。写自荐信的直接目的就是为了使用人单位能够对自己感

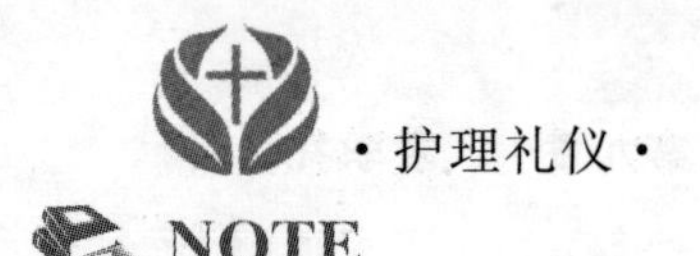

兴趣,使自己最终被录用。自荐信有两种形式:一是不知用人单位是否需要聘人的自荐求职;二是获知用人单位公开招聘职位的自荐求职。不管什么形式,都是为了推销自己。

一般来说,自荐信是属于书信范畴,所以格式应当符合书信的基本要求,主要包括称呼、正文、结尾、署名、日期、附录共六个方面的内容。

1. 称呼 自荐信的称呼往往比一般书信的称呼更正规一些,一般可称呼"某某负责人",在实际书写时要区别对待,如果写给事业单位的人事领导,则用"尊敬的××司长(处长、负责人等)"称号,但最好不要使用"敬启事""××老前辈"等不正规的称呼。对于我们护生来说,自荐信的称呼可以写"尊敬的某某医院护理部主任或人事处处长",当然有些自由体的求职信,也可以不要称呼。

2. 正文 正文是求职信的重点内容,是书信的主体,即求职者要说的事。其形式多种多样,一般都要求说明招聘信息来源、应聘岗位、本人基本情况、成绩、表现及社会工作情况等内容。

(1) 招聘信息来源:一般情况可不写,但如果是从该单位的上级单位或者有重要来往的平级单位,以及有相关熟悉的介绍人等处得到的信息,最好明确指出。

(2) 求职条件:这是正文的重点。求职信带有明显的自我推荐色彩,最终的目的是希望自己能被用人单位所录用。因此最好针对招聘单位的情况和岗位的要求,说明自己的特点,有主有次地介绍自己如何有能力胜任。不能泛泛而谈,要注意考虑自己有没有比别人更有利的条件,以便增加录用的机会。

(3) 目标与要求:你希望得到什么职位,能为对方做什么工作,以及你自己对工作有哪些要求都可以在这部分提及。既要明确说明,又要灵活,让用人单位有一定的选择度。

(4) 自信心:渴望得到这份工作的心情,以及做好该工作的决心。

3. 结尾 一般应写明:①希望对方给予答复,并希望能有机会参加面试,如"希望您能给我一个面试的机会"、"静候佳音"等;②写上简短的表示敬意、祝愿之类的祝词,如"此致敬礼"、"祝工作顺利"等。

4. 署名 应注意与信首的"称呼"相对应。在国外一般都在署名前,加上一些"您诚挚的××"、"您信赖的××"、"您忠实的××"之类的形容词,也可以什么也不写,直接签上自己的名字。

5. 日期 一般写在署名右下方,最好用阿拉伯数字写,并把年、月、日全写上。

6. 附录 求职信一般都要求同时寄一些有效证件,如学历证件、学位证书、获奖证书、荣誉证书等复印件以及简历、近期照片等。因此,最好在正文左下方一一注明。这样做,一是方便招聘单位审核,二是给对方留下一个"有条不紊、很负责任、办事周到"的好印象。

各人的才能不同,自荐信的长短因人而异。善于文字表达者可长些,不善于者可藏拙,短些。但不论长短,只要能以事实或真情打动用人单位录用你,那么你的目的也就达到了。

二、个人简历的书写

个人简历是求职者给招聘单位发的一份简要介绍，包含自己的基本信息如姓名、性别、年龄、民族、籍贯、政治面貌、学历、联系方式，以及自我评价、工作经历、学习经历、荣誉与成就、求职愿望、对这份工作的简要理解等。现在一般找工作都是通过网络来找，因此一份良好的个人简历对于获得面试机会至关重要。个人简历的表现形式有两种，即表格式和文字式，最好采用表格式，因为会让人一目了然。

（一）标准求职简历的基本内容

1. 基本情况 姓名、性别、出生日期、民族、婚姻状况和联系方式等。

2. 教育背景 按时间顺序列出初中至最高学历的学校、专业和主要课程，以及所参加的各种专业知识和技能培训。

3. 工作经历 按时间顺序列出参加工作至今所有的就业记录，包括公司/单位名称、职务、就任及离任时间，应该突出所任每个职位的职责、工作性质等，此为简历的精髓部分。

4. 其他 个人特长及爱好、其他技能、专业团体、著述和证明人等。

（二）填写个人简历时的注意事项

填写个人简历的注意事项：真实性、针对性、价值性、条理性。

1. 真实性 简历是给企业的第一张“名片”，不可以撒谎，更不可以掺假，但可以进行优化处理。专家说，优化不等于掺假，即可以选择把强项进行突出，将弱势进行忽略。比如一个应届毕业大学生，可以重点突出在校时的学生会工作和实习、志愿者、支教等工作经历，不单单是陈述这些经历本身，更重要的是提炼出自己从中得到了什么具有价值的经验，而这些收获能在今后持续发挥效用。如此一来，用人单位便不会用“应届生没有工作经验”为由而拒你于千里之外了。

2. 针对性 做简历时可以事先结合职业规划确定出自己的求职目标，做出有针对性的版本，运用专门的语言对不同单位进行求职递送简历，这样做往往更容易得到用人单位的认可，而不是看着千篇一律的海投简历感觉到索然无味。

3. 价值性 把最有价值的内容放在简历中，无关痛痒的不需要浪费篇幅，使用语言讲究平实、客观和精练，太感性的描述不宜出现。通常简历的篇幅为 A4 纸版面 1～2 页，不宜过长，也不宜有半页，出现一页半的情况时最好能压缩为一页。对于自己独有的经历一定要保留，在医院实习、参加著名培训、与著名人物接触等都可以重点突出处理。

4. 条理性 将单位可能雇佣你的理由用自己过去的经历有条理地表达出来。最重点的内容有：个人基本资料、工作经历（职责和业绩）、教育与培训经历。次重要的信息有：职业目标（这个一定要标示出来）、核心技能、背景概述、语言与计算机能力以及奖励和荣誉信息。其他的信息可不作展示，对于自己的最闪光点可以点到即止，不要过于详细，留在面试时再作详尽的展开。

三、书面求职材料的礼仪要求

1. 规范书写 书面求职材料首先说明的是你的文字水平，因此必须要规范书写。规范书写包括字迹工整、内容正确、格式规范、条理清楚、版面整洁。用计算机打印、编辑材料可以使求职材料显得美观大方。如果你写得一手漂亮的字，不妨亲笔书写，这样更能给人留下深刻的印象。

2. 实事求是 把自己的学历、资历、专长等如实介绍给对方，不弄虚作假、夸大其词。

3. 突出重点 针对招聘单位的情况和岗位的要求，说明自己的特点，有主有次地介绍自己如何有能力胜任。不能泛泛而谈，要注意考虑自己有没有比别人更有利的条件，以便增加录用的机会。

4. 态度谦恭 字里行间要注意自谦与敬人，多使用礼貌用语，体现彬彬有礼的态度和良好的个人修养。

5. 表明态度 简单阐述你对用人单位的认识，以拉近与用人单位的距离，争取亲近感，同时表达你对进入该单位或对某一职位需求的迫切程度。

自荐信范文

尊敬的领导：

您好！当您亲手打开这封自荐信时，将是对我过去三年的检阅，当您最终合上它时，也许又将决定我人生新的旅程。感谢您在百忙中抽空翻阅我的自荐信，自信的我不会让您失望。我叫××，毕业于××市职业技术学院护理专业，借此择业之际，怀着一颗赤诚的心和对事业的执着追求，真诚地推荐自己。

医学是一门神圣的科学。它的价值在于挽救人的生命。在校的理论学习和一年的临床实践使我养成了严谨的学习态度、缜密的思维方式和坚韧的性格。对待患者我有一颗关怀的心。我热爱护理事业，三年护理学的熏陶圆了我的护理梦，让我的羽翼更加丰满。此外，一直以来的勤工俭学也让我有机会和社会上形形色色的人相处，也学会忍耐和服务至上以及微笑和宽容待人的原则。在工作中，也遇到过很多的问题，这些经历让我学会了冷静分析、处理问题。大学期间，我积极参与校园活动，担任英语俱乐部编辑部部长，组织多次活动，这让我学会了做人，学会了如何与人共事，培养了吃苦耐劳、关心集体和乐于奉献的思想。

在医院的实习生活中，我把理论知识运用于实际工作中，既巩固了理论知识又加强了基本技能，并积累了临床经验，整体素质有了较大的提高。通过实习培养了我敏锐的观察力、正确的判断力、独立完成工作的能力，严谨、踏实的工作态度并以细心、爱心、耐心、责任心对待每一位患者，能够适应整体护理和人性化服务的发展需要，因此我对自己的未来充满信心！

在生活中，我把自己锻炼成一名吃苦耐劳的人，工作热情主动，脚踏实地，勤奋诚实，能独立工作、独立思考，身体健康、精力充沛是我能充分发挥潜能的优势。当然过去并不代表未来，勤奋才是真实的内涵。我会不断完善自己，做好本职工作。如果有幸加盟贵单位，我坚信在我的不懈努力下，一定会为贵单位的发展做出应有的贡献，殷切期盼能够在您的领导下为这一事业添砖加瓦，并在工作中不断学习、进步！

随信附个人简历表，盼面谈！最后祝贵院事业蒸蒸日上！再次感谢您的审阅！

此致

敬礼！

自荐人：××

××年××月××日

个人简历表

<table>
<tr><td>姓名</td><td>陈某</td><td>性别</td><td>女</td><td>出身年月</td><td>1993.1</td><td rowspan="3">照片</td></tr>
<tr><td>身份证号码</td><td>32128419930110O×××</td><td>民族</td><td>汉</td><td>政治面貌</td><td>党员</td></tr>
<tr><td>婚姻状况</td><td>未</td><td>健康状况</td><td>良好</td><td>身高</td><td>163</td></tr>
<tr><td>现户口所在地</td><td>江苏</td><td>所学专业</td><td colspan="2">护理</td><td>学历</td><td>大专</td></tr>
<tr><td>最后毕业学校</td><td>××学校</td><td>毕业时间</td><td colspan="2">2014</td><td>技术职称</td><td>护士</td></tr>
<tr><td>通讯地址</td><td>××学校××班级</td><td>联系电话</td><td colspan="2">12340×××××9</td><td>Email 地址</td><td>123456@qq.com</td></tr>
<tr><td rowspan="4">主要简历</td><td>起止年月</td><td colspan="3">在何单位(学校)</td><td colspan="2">任何职务</td></tr>
<tr><td>2009.9—2012.7</td><td colspan="3">××中学</td><td colspan="2">学生(班长)</td></tr>
<tr><td>2012.9—2013.4</td><td colspan="3">××学校护理专业</td><td colspan="2">学生(班长)</td></tr>
<tr><td>2013.4—2014.4</td><td colspan="3">××医院</td><td colspan="2">学生(实习大组长)</td></tr>
<tr><td>业务专长及工作成果</td><td colspan="6">本人政治思想素质好，乐于助人，尊老爱幼，关心集体，以集体利益为重，有较强的工作能力，个性活泼、开朗，为人诚实可靠，对工作充满热情，责任心强，能理论联系实际，熟练进行各种临床技能操作；能自己独立值班，完成各项医疗文件书写。医护关系融洽、协作，并以“视患者如亲人”为宗旨，擅长与患者交流，对患者热情、耐心，具备了临床护士的基本素质，能胜任临床医疗护理工作。
在校期间获得英语六级证书、普通话二级甲等证书、优秀团员证书、优秀班干证书、三好学生证书以及优秀学生证书。</td></tr>
</table>

第三节 面试礼仪

一、面试前的礼仪

俗话说“知己知彼，百战百胜”。对于求职者，在求职之前，不但对自己应有一个全面的认识，还要了解招聘单位的一些情况。要尽可能多地收集有关招聘单位的详细资料，做到心中有数。所获得的信息应准确、真实。如有可能，事先到即将面试的地点看看以熟悉环境，这样可以缓解面试时的紧张情绪。面试是你整个求职过程中最重要的阶段，成败均取决于你面试时短短一瞬间的表现。

面试时，要有整洁利索的仪表。头发应整洁、干净、清爽、卫生，发型宜简单、朴素，男学生最好在面试前一周理发，面试前一天修面。女学生可以化淡妆，但不宜太浓或过于夸张。服装要合体，讲究搭配，展现出正统而不呆板、活泼而不轻浮的气质。有时，护生在面试时会被要求着护士服，因此在穿着时一定要严格遵循护士服的着装要求。无论应聘何种职业，面试着装均要遵循"朴素典雅"的原则。男学生可以带公文包，女学生可以带手袋，但面试时应放置一旁，切勿放在自己与面试者之间。与面试者打招呼时应正式而有涵养，在不知对方职务时，可先称呼其为"老师"，与他们握手要有力，并表现自然。在面试期间，要尽量放松，充满自信。要留心自己的身体语言，尽量显得机警、有活力、对主考人全神贯注，要清楚用人单位的需要，表现出自己的价值，展现你适应环境的能力；要让人产生好感，富于热情，要确信你有适当的技能，知道你的优势；要展示你勤奋工作追求团体目标的能力，要会用减轻紧张的技巧来减少你的不安，比如放慢语速、深呼吸以使自己冷静下来。你越放松越会觉得舒适自然，也会流露出求职的自信。

总之，护生的形象塑造应遵循朴素、典雅的原则，让考官感觉你是一位训练有素、有备而来、具有潜力的护理工作者。

二、面试中的礼仪

在求职面试中的主考官，首先是通过求职者的仪表来认识对方，最初交往中仪表往往比一个人的简历、介绍信、文凭更直接产生效果，主考官通过仪表、举止、言谈来判断求职者的个性、学识及修养，并形成特殊心理定势，无形中左右着考察判断。

1. 服饰礼仪 医院护理招聘工作一般都是由护理部助理员或总护士长完成，她们的审美已成定式，一般她们会针对临床护士的着装、化妆、服饰来要求应聘者，所以你按临床护士着装要求最为适宜。服装不要过于袒露及性感；指甲要剪短，不要涂上夸张的颜色；头发修剪整齐，自然垂落或束起，不要让杂乱的头发遮盖面颊，更不要把头发染成很夸张的颜色；如果你的身高不足 160 cm，面试时最好穿一双半高跟鞋，因为大多数医院对护士的身高要求在 160 cm 以上；衣服颜色的选择应与肤色搭配。

2. 遵时守信，不急不躁 求职者最好提前 10～20 min 到达考场稳定情绪。千万别迟到或违约，初次见面没有任何原因是你迟到的理由，这么重要的事你都随随便便，由此推测你是一个对工作缺乏热情、缺乏责任心的人。在候试室，对于门口的接待员要以礼相待，注意细节，不要忘记说"谢谢"、"请您……"之类的客套话。等候时，不要旁若无人、大声喧哗、接听手机、随心所欲、东张西望、到处走动，给人以浮躁的感觉，进入面试室前要将手机关闭，以免应试时打乱你的思绪。

3. 入室敲门,“请”后入座 即使面试房间的门是虚掩的,也应先敲门,千万别冒失地推门就进,给人鲁莽、无礼的印象。敲门时要注意敲门声的大小和敲门的速率。用右手背的指关节轻轻地敲三响,并问:“可以进来吗?”得到允许后再轻轻推门而进。进入考场后,转身静静地把门关好,动作轻柔。进入面试室后,不要自己坐下,要等主考官让你就坐时再入座,并坐在主考官指定的座位上,说声“谢谢”。落座时,注意坐姿端正。

4. 留下良好的印象 招聘老师通常具有对细节部分非语言信息的敏锐观察力,所以你在应聘时要思想集中,思路清晰,语气亲切自然,能让对方感觉出你的自信、稳重、大方。你面带微笑,举止有礼,会让对方感到友好和愉快。拿、递简历时要与应聘老师有诚恳的目光接触,双手将简历轻轻放在对方面前时,要将顺向的一方朝向老师,主动展开,随即依次做简单介绍。回答要准确、简洁到位。力争通过自己积极主动的行为形成融洽的心理气氛,使双方在心理相容、心情愉快的情景下交流,博得招聘老师用最短的时间得出满意的结论。

5. 仔细聆听,把握分寸 求职者必须要让主考官先开口发问,认真听清考官的题目及其要求,然后针对问题做出正确的回答。切忌过分热情,不问青红皂白,信口开河。

6. 口齿清晰,语言流畅 面试时护生的语言表达艺术反映了一个人的成熟程度和综合素养。交谈时要注意发音准确,吐字清晰,语气平和,语调恰当,音量适中,还要控制说话的速度。说话时除了表达清晰外,适当的时候还可以插进幽默的语言,使谈话增加轻松愉快的气氛,也展示了自己的优雅气质和从容风度。

7. 遇事冷静,诚实坦率 面试过程中,考官为了观察你的应变能力及自控能力,常常采用较为特殊的手法;有的主考官采用中途退场或姗姗来迟的方式来考察你的反应;也有的会提出一些较为苛刻的问题,甚至这些问题和考试没有什么关系。若问到个人隐私时,应委婉地拒绝:“这是我个人隐私,能否改日再谈。”这充分体现了你的修养。若在面试中遇到实在不会回答的问题,就应真诚地回答:“这个问题我没有思考过,不会回答”。这样反倒给主考官留下诚实、坦率的好印象,不要支支吾吾,或不懂装懂。

8. 告别礼仪 在面试快要结束时,要特别注意考官的暗示。当双方的意愿都表达的差不多时,求职者听到主考官说“你的情况我们已经了解了”、“今天就到这里吧”、“谢谢你对我们工作的支持”等时,你可以面带微笑主动告辞,告辞时要注意礼貌。可以机智地询问对方会在什么时候才能让你知道结果,并向对方给了自己这次面试的机会表示感谢,给对方留下一个积极、良好的印象。

三、面试后的礼仪

在求职过程中,求职者往往只注重面试前、面试时的礼仪规范,而对于面试后的礼仪要求往往忽略。其实,面试结束并不等于应聘完结,面试后的联系有时决定着你能否获得宝贵的就职机会。一般而言,面试结束后一两天之内,求职者可以向曾经面试过的单位发一封致谢函。致谢函要简洁明了,一般不超过一页纸。此种

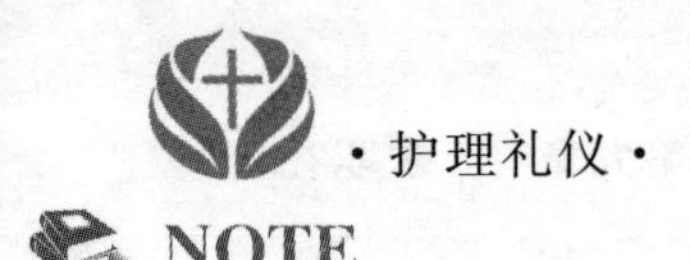

做法一方面可以表示求职者的谢意，体现对对方的尊重；另外一方面也可以重申自己对该工作的渴望和能够胜任该工作的能力，并表示为了该单位的发展会尽其所能。这样的致谢函会使对方加深对求职者的印象，增加其竞争力。

总之，求职过程中遵循相应的礼仪规范，可以帮助求职者增加求职成功的机会，因此，一定要重视和学习相应的求职礼仪规范。

第四节 求职礼仪实训

一、目的

让学生通过模拟招聘，不用走出校园就能真切感受真实面试的氛围，切身了解到不同职位的基本素质和本能，从而更好地完善和提高自己，并根据社会的要求和自身的特长合理规划自己当前的学习与将来的就业发展。模拟面试实际上是给了求职者一次实际锻炼的机会，有利于增强就业信心，提高求职成功的概率，打开职场大门，成就美好未来。

二、要求

与时下各用人单位在招聘时采用的面试方法相结合，要求学生分组进行模拟实训，在实训环节中包括几个基本框架：①面试礼仪；②面试时通常遇到的情况；③时下各用人单位面试考察的重点及常用的考察方法；④如何在面试时展现自我，突出优势(举例)。

三、模拟

1. 考官：你好，请坐，我是本次面试的考官，请你先做自我介绍。

护生：各位评委老师好，谢谢给我这次锻炼学习的机会，我很高兴在这里介绍自己！我叫×××，××年出生，是×××学校应届毕业生，大专学历，×年正规化的教育，使我掌握了扎实的理论功底，一年多的临床实习让我有了较熟练的实际操作能力。小时候曾经有较长一段时间身体不好，使我更能理解与体会人在生病的时候，医护人员的爱心与耐心对于患者早日康复出院的重要性，更能领悟白衣天使的深刻内涵与神圣。再加上我的性格很随和，待人真诚，更坚定了我想用实际行动履行救死扶伤职责的信心，我现在最希望的就是各位领导能给我这个机会，让我也能有机会在该院的医护事业上添砖加瓦。

2. 考官：为什么会选择这个职业？

护生：对于护士这份职业，我从小就很向往。因为小时候身体不好，在医院里好多护士姐姐都很和蔼可亲，我受到了很好的照顾，使我更能理解与体会人在生病的时候，医护人员的爱心与耐心对于患者早日康复出院的重要性，更能领悟白衣天使的深刻内涵与神圣，所以我一直梦想着做一名护士。我在贵院实习有大概一年的时间，学会了严谨、踏实地对待工作并以细心、爱心、耐心、责任心对待患者。得到患者和同伴的认同那是最大的欣慰。再加上我学的也是护理专业，在这个工作岗位上我也更能学以致用，有坚实的理论基础为指导，更能让我在热爱的工作岗位上发挥出更高的水平，更好地为患者服务。所以我对自己做好这份工作充满信心。

3. 考官：你是怎么看待这个职业的？

护生：在我看来，护士并不是单纯的简单工作，更是一份神圣的职责，他们需要付出比其他人更多的爱心，更多的理解与包容，他们对待每一位患者更要像对待家人一样，让他们感受到家的温暖与亲切，我相信我有这个能力和信心胜任这份工作，也请各位领导能给我这个机会，我会用实际行动证实给你们看的。

4. 考官：谢谢你的回答，你的情况我们已经了解，很感谢你对我们医院的关注。

护生：谢谢各位评委老师，再见！

附：常见护士面试问题

(1) 实习护士为患者做治疗时，往往会遭到患者拒绝，如果你是一名实习护士，你应该怎么办？

(2) 作为一名护士，只要有过硬的操作技能，就是一名优秀的护士，你同意此看法吗？为什么？

(3) 当新患者入院时，往往对环境陌生，对疾病焦虑。你如何接待新入院的患者？

(4) 当患者痊愈出院时，往往首先感谢医生，而忽略了护理工作者，你如何看待这个问题？

(5) 你为什么选择护理职业？你打算干一辈子吗？

(6) 患者第一次就医时，常常会耽误很长时间，你认为应采取哪些措施来避免这种现象的发生？

(7) 你认为你们学校护理专业的毕业生有何优势？

(8) 当你在实习过程中，给患者穿刺失败，遭到患者的拒绝和抱怨时，你如何处理？

(9) 你认为作为一名护士应该具备哪些基本素质，更重要的是什么？

(10) 你认为一个人的外形和容貌对护理职业很重要吗？为什么？

(11) 你认为你与别人相比有什么优势能赢得这个职位？

(12) 如果这次你通过面试安排在急诊科工作，但工作一段时间之后，却发现你不适合急诊科工作，你该怎么办？

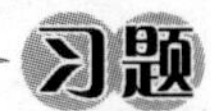

一、简答题

1. 护生在面试过程中的技巧有哪些？

2. 护生如何进行求职的形象准备工作？应该注重哪些礼仪？

二、模拟场景训练

1. 某医院招聘，小王经过层层选拔，已经进入面试环节。在面试中，尽管考官

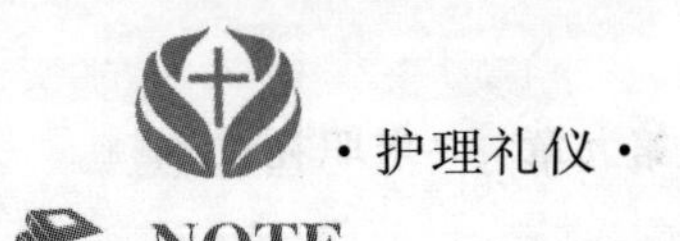

提示她不要着急,放松些。但她还是急于求成,常常考官的话还没说完,就表示已经知道考官的意思,并按照自己的理解做出回答。

面试结束后,小王回去等待消息。可是,过了预定日期还没有任何消息。这时她才觉得是面试中出了问题。请问:小王在面试中出了哪些问题?

2. 如果在面试中主考老师问:"如果录用你,你能在我们科室长期干下去,不跳槽吗?"你该如何回答?

(陈　涓)

第十章　宗教文化及涉外礼仪

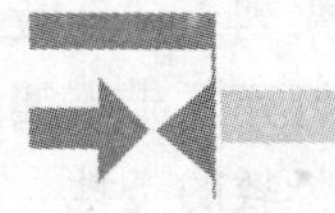

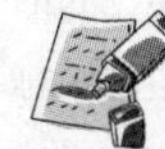

学习目标 ▌...

知识目标：1. 说出世界上三大宗教的基本礼仪、习俗。

2. 说出涉外礼仪的基本原则。

技能目标：能够应用涉外礼仪的基本原则和规范。

社会目标：1. 能够掌握与宗教人士交往的礼仪要求。

2. 能够认识护士良好的职业形象在涉外交往中的重要性。

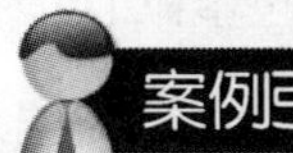

案例引导

患者，男，65岁，伊斯兰教教徒，因慢性阻塞性肺疾病（COPD）收治入院，医生告知患者按医嘱正确用药及戒烟对本病康复有重要作用，同时嘱患者应进食高蛋白、高热量、高维生素饮食，增加营养，加强机体抵抗力。护理人员小张是名实习护士，为患者提供饮食指导时，反复提到食用瘦猪肉，弄得患者及家属很不开心，甚至投诉小张的鲁莽。

思考：为何小张没有得到患者及其家属的认可，原因是什么？

每个人都有自己不同的宗教信仰，不同的饮食习惯，不同的宗教有着不同的习俗礼仪及禁忌。护理工作人员应该掌握不同宗教的礼仪习俗及主要的禁忌，更好地为患者服务。

第一节　主要宗教的习俗礼仪及禁忌

一、主要宗教的习俗礼仪

宗教礼仪是指宗教信仰者向崇拜对象表示崇拜与恭敬所举行的各种例行的仪式、活动以及与宗教密切相关的禁忌。在社会生活里，宗教礼仪不仅是各种宗教之间相互区别的显著标志，而且也是各种宗教用以扩大宗教组织、培养宗教信仰的重要常规性手段。下面介绍世界三大宗教，即基督教、佛教及伊斯兰教。

宗教礼仪是指宗教信仰者向崇拜对象表示崇拜与恭敬所举行的各种例行的仪式、活动以及与宗教密切相关的禁忌。

（一）基督教

1. 基督教简介　基督教起源于公元1世纪初罗马帝国统治下的巴勒斯坦地

区，是古代犹太人反抗罗马帝国奴役的宗教产物。相传，“救世主”耶稣奉圣父之命来到人间拯救人类。由于被叛徒犹大出卖，耶稣受难于耶路撒冷，被罗马总督下令钉死在十字架上。此后人们把十字架视为信奉基督教的标志，耶路撒冷也成为基督教的圣地。4 世纪末，由于罗马帝国的分裂，基督教形成了东(君士坦丁堡)、西(罗马)两个中心。11 世纪中叶，东部教会正式称为东正教，西部教会称为天主教。16 世纪中叶，西部教会又产生了代表新资产阶级礼仪、脱离罗马教廷的“抗议派”基督新教。从此，基督教形成了三大教派鼎立的局面。基督教是全世界信仰人数最多的一种宗教，现在全球共有 15 亿至 21 亿的人信仰基督教，占世界总人口的 25%～30%。它的信徒分布于 150 多个国家。在西方各国，它的影响举足轻重。基督教的主要经典是《圣经》，象征性标志是十字架。

2. 基督教的习俗礼仪

(1) 基督教的祈祷：基督教是一种神教，一切祈祷的对象都是上帝，祈祷的经文也可向着圣母玛利亚或圣人祈祷，但不是以圣母或圣人为祈祷对象，而是求他们代向天主求恩，是一种求代祷的祈祷。祈祷的内容包括赞颂、求福求恩、感恩、悔罪、求罚恶人等。

(2) 基督教的祭祀：祭祀的意义在于通过奉献神所喜爱的东西，甚至奉献自己的生命于尊神，以示献祭者对神的无限崇敬。基督教废除了人祭，把献祭变成象征性的仪式。基督教祭天主的祭祀，称为弥撒。

(3) 基督教的讲道：信徒们集中在一起，举行祭祀或祈祷，先由司礼者诵读一段《圣经》，然后由主礼者或另一个人讲道，解释所读的《圣经》，得出关于实际生活的结论。

(4) 基督教的七大圣事：基督教的礼仪因教派的不同而有所不同。新教派一般主张圣事只有洗礼和圣餐两种，而天主教和东正教都主张有七件圣事，即洗礼、坚振、告解、圣餐、终傅、圣秩和婚配。

①洗礼：基督教徒的入教仪式，分注水洗礼和浸礼两种。据称这是耶稣立定的圣事，可赦免入教者的原罪和本罪，并赋予“恩宠”和“印号”，使之成为教徒，以后有权领受其他“圣事”。

②坚振：入教者在领受洗礼一定阶段后，再接受主教所按手礼和傅油礼。据称这可以使“圣灵”降临其身，以坚定信仰，振奋人心。

③告解：据称是耶稣为赦免教徒在入教后对“上帝”所犯诸罪，使他们重新获得上帝恩宠而亲自定立的。举行时，由教徒把自己所犯的“罪行”向神父告明，并表示忏悔，神父应对教徒所告诸罪保守秘密，并指定应如何做补赎而为之赦罪。

④圣餐：意思是“感谢祭”。东正教称圣体血，天主教称圣体，对其仪式则称弥撒，新教则称圣餐。据《新约圣经》载，耶稣受难前夕同使徒共进最后的晚餐时对饼和酒进行祝祷，分给他们领食，称其为自己的身体和血，是为众人免罪而舍弃和流出的，并命后世门徒如此之以纪念他。具体礼仪、宗教不经相同，大都包括由主礼人(牧师或神人)对面饼和葡萄酒(有些宗教用葡萄汁)进行祝祷，据称它们于是就变成了耶稣的肉和血，然后分给正式信徒领食后，他们便可获得耶稣的生命。

⑤终傅:意为终极(指临终时)敷擦“圣油”。在教徒生命垂危时,由神父用经主教祝圣的橄榄油敷擦其耳、目、口、鼻和手足,并诵念一段祈祷经文。据称这可以帮助受敷者忍受苦痛,赦免罪过,安心去天堂。

⑥圣秩:又称“圣品”,即基督教神职人员权力、职务的品级。领受神品须通过主教祝圣仪式,据称这可以使神职人员神圣化。

⑦婚配:教徒在教堂内,由圣父主礼,经教会规定之礼仪正式结为夫妻。仪式主要内容是由神父询问男女双方是否同意结为夫妻,在双方回答之后,主礼人诵念规定的祈祷经文,宣布“天主所合的人不能分开”,并对结婚双方祝福。新教徒也有请牧师证婚的习惯,但不视为圣事。这实际上是教会控制婚姻和家庭的一种手段。

(二)伊斯兰教

1. 伊斯兰教简介 伊斯兰教于公元7世纪创立于阿拉伯半岛。它的创立者为穆罕默德。伊斯兰教以安拉为真主,以穆罕默德为真主的使者。所有信仰伊斯兰教者均称为穆斯林,意即安拉旨意的“顺从者”。穆斯林之间,一般互称“兄弟”。伊斯兰教的主要经典是《古兰经》。它的重要节日有宰牲节、开斋节等。圣城为麦加。其基本教义是“万物非主,惟有真主。穆罕默德,真主使者”。此语亦称为“清真言”,通常要求穆斯林经常吟诵。目前,它拥有13亿多信徒,主要分布于西亚、北非、中亚、南亚和东南亚等地区,是世界上第二大宗教。

2. 伊斯兰教的礼仪习俗 伊斯兰教的宗教习俗有念功、拜功、斋功、课功和朝功,谓之“五功”。

(1) 念功:它的内容就是要教徒公开口诵“除安拉外别无神灵;穆罕默德是安拉的使者”。伊斯兰教把这一信条作为信仰的基础和核心。

(2) 拜功(礼拜):伊斯兰教规定每个穆斯林每天必须进行五次拜功。破晓一次,叫做晨礼;中午一次,叫做响礼;下午太阳偏西之后一次,叫做甫礼;黄昏一次,叫做昏礼;入夜后一次,叫做宵礼。按伊斯兰教法规定,在礼拜之前,需进行沐浴净身,称为大净和小净。大净,即洗全身。小净是洗手、漱口、呛鼻、洗脸、洗胳膊、摸头、洗脚。礼拜面对的方向叫“朝向”。世界各地的穆斯林礼拜时都朝向麦加“克尔白”,中国在麦加以东,所以中国穆斯林礼拜时都会面向西。

(3) 斋功(斋戒):伊斯兰教历九月被定为“斋月”,每一个穆斯林,除老弱病残、孕妇、哺婴妇女和旅行者外,都必须在斋月期间把斋。期间,穆斯林从每天破晓至日落,必须实行严格的斋戒,黎明前吃封斋饭,日落后吃开斋饭。在封斋时间内,穆斯林戒除一切饮食和房事,只许一心想安拉和“后世”。

(4) 课功(纳天课):伊斯兰教教法规定的一种“施舍”。当初是穆斯林自愿捐出的一种慈善性施舍,被视为一种“善功”。后来,演变成一种义务性宗教课税。《古兰经》里规定,每个拥有固定收入的或拥有固定田产的成年穆斯林,都必须缴纳“天课”。

(5) 朝功(朝觐):朝觐“克尔白”,俗称“朝汉志”。伊斯兰教法规定,每个成年穆斯林,凡身心健康且有交通条件者,一生中至少要去麦加朝觐一次。伊斯兰教历十二月,被规定为“朝觐月”。朝觐又分为小朝(付朝)和大朝(正朝)两种。小朝可以在朝觐月之外的任何时间单独进行，而大朝就是指人们通常所讲的朝觐，这只能在教历十二月上中旬间进行。凡去麦加朝觐过的人，都拥有“哈吉”的称谓。

（三）佛教

1. 佛教简介 佛教是最古老的世界性宗教，相传在公元前 6 世纪由释迦牟尼创立于今日尼泊尔南部的蓝毗尼。释迦牟尼本名为乔达摩·悉达多，人称为佛祖。佛教广泛流传于亚洲的许多国家。目前信徒约有 3 亿多人，是世界第三大宗教。佛教西汉末年经丝绸之路传入我国。在发展过程中与儒家文化相结合，从而形成了中国特有的佛教礼仪。

2. 佛教礼节

(1) 合十：亦称合掌，这是佛教教徒的普通常用礼节。施礼时双手手心相对合拢，手指向上，专注一心，口念“阿弥陀佛”，以示尊重。一般教徒在见面时，多施合十礼。参拜佛祖或拜见高僧时要行跪合十礼，行礼时，右腿跪地，双手合掌于眉心中间。

(2) 南无：“南无”读音为“那摩”，是佛教信徒一心归于佛的致敬语。常用来加载佛、菩萨名或经典题名之前，以示佛、法的尊敬和虔信。“南无”的意思是“把一切献给××”或“向××表示敬意”。如称南无阿弥陀佛，则表示对阿弥陀佛的致敬和归顺。

(3) 忏悔：佛教理论认为，只有心身清净的人才能悟得成果。但是世间是污浊的，即使出家人也可能身遭“垢染”，影响自己的功德。然而信徒不必因此而担心，因为通过忏悔可灭除以往所有的罪过。

(4) 葬仪：佛教的僧侣去世后一般实行火葬，其遗骨或骨灰被安置在特制的灵塔或骨灰瓮中。普通的佛教徒去世后，则实行天葬或水葬，佛教信徒死后，每年的忌日要由其家人为之举行祈祷冥福的追荐会，并发放布施。

3. 佛事礼仪 佛教的宗教活动称为佛事或法事。它有一整套的固定仪式。僧尼修行的主要有受戒、顶礼、功课等；信徒、施主等修佛的有佛诞法会、水陆法会等。

(1) 受戒：佛教徒接受戒律的仪式。受过戒的佛教徒应自觉遵守佛教三皈五戒、十戒和具足戒。

①三皈五戒：三皈，即在家的男子教徒进入佛门时的一种仪式。在家男子进入佛门时必须求一位法师为他授皈依法。此外，还要受五戒，五戒指第一不可杀生，第二不可偷盗，第三不可邪淫，第四不可饮酒，第五不可妄语。佛教徒受了三皈五戒之后方能称为“居士”。

②十戒：指沙弥、沙弥尼所受的十条戒律。沙弥、沙弥尼是指 7 岁以上、20 岁以下受过十戒的出家男子和女子，汉族地区普遍称小和尚和小尼姑。十条戒律除了五戒之外，还应不装饰打扮、不视听歌舞、不坐高广大床、不食非时食、不蓄金银财宝。

③具足戒：比丘、比丘尼所受持的戒律，因与沙弥(尼)所受十戒相比，戒品具足，故称具足戒。当比丘年满 20 岁时，举行仪式，授予“具足戒”。信徒受具足戒

后，才能取得正式的僧尼资格。

（2）顶礼：佛教最高礼节，即向佛、菩萨或上座所行的礼节。行顶礼时双膝跪下，两肘、两膝和头着地，而后用头顶尊者之足，故称“顶礼”。出家的对佛像必须行顶礼。头面接足，是表示恭敬至诚。

（3）功课：寺庙里僧尼每天的必修课为朝暮课诵，又名早晚功课，或是五堂功课。朗诵的经文多为佛教经典经文，充分表现宗教信仰、赞颂佛法、皈依佛法、求脱罪业，转生西方极乐世界、永获光明。

（4）供养：指敬教和敬菩萨。尊敬的表示有塑像、燃灯、华香、呗赞，还有悬幡、伽监舍利、建塔等。在佛像前又有燃香、花果的供奉。在庙会或佛诞和菩萨诞时也供莱蔬，信徒更把家中所用的肴馔，先在庙里供奉，然后带回家食用，以求祝福。

（5）道场：佛教的隆重典礼为道场。道场本指佛成圣道的处座，即指古印度摩陀国尼连菩提树下的金刚座，释迦牟尼就是坐在这里苦思冥想，顿然成佛的。后来凡是供养佛的处所，皆称为道场。佛教的道场有慈悲道场和水陆道场。佛教的道场也称斋会、法会。水陆是为国家使用的典礼，一般较少举行。通常举行的是慈悲或法会，目的是为亡魂赎罪，使之早脱地狱之苦。

二、主要宗教的禁忌

（一）基督教的主要禁忌

1. 饮食方面 在一般情况下，基督徒不食用蛇、鳝、鳅、鲶等无鳞无鳍的水生动物。就餐之前，基督徒多进行祈祷。非基督徒虽然不必照此办理，但也不宜在其前面抢先而食。

2. 参观教堂的禁忌 教堂为基督教的圣殿，一般情况下是免费开放，它允许非基督徒进入参观，但禁止在其中打闹、喧哗，或者举止有碍其宗教活动。

（二）伊斯兰教的主要禁忌

1. 饮食方面 在饮食方面，穆斯林讲究甚多。非清真的一切厨具、餐具、茶具，均不得盛放招待穆斯林的食物或饮料。穆斯林一般都忌食猪肉，忌饮酒，忌食动物血液，忌食自死之物，并且忌食一切未按教规宰杀之物。在伊斯兰教教历的每年九月，穆斯林均应斋戒一个月。斋月期间，从每日破晓直至日落，禁饮食、禁房事。在斋月期间，外人不宜打扰穆斯林。

2. 服饰方面 伊斯兰教讲究衣着规矩，提倡衣着要符合自己的社会地位和身份。男子禁止穿纯丝织品制成的衣服、色彩鲜艳的衣服、戴金银饰物。穆斯林妇女有戴面纱、盖头的习惯。

3. 行为举止方面 在穆斯林面前，不能对安拉、穆罕默德信口评论，不允许对伊斯兰教及其教义有非议，也不允许对阿訇无礼；伊斯兰教的清规戒律不允许男女共处，不允许妇女在外人面前暴露躯体，禁止妇女外出参加社交活动，客人不宜问候女主人或向其赠送礼物；许多地方的穆斯林认为人的左手不洁，所以禁止以左手与人接触；一般不能用左手递接物品，不用左手抓饭吃。忌讳用鞋底后跟面对人或

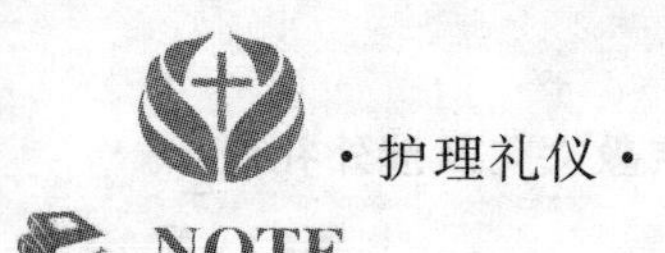

脚踩桌椅板凳，认为这是侮辱人的表示。

4. 参观清真寺的禁忌 清真寺为伊斯兰教的圣殿。进入清真寺后，衣着不宜暴露，不宜追逐、嬉戏或大喊大叫。

（三）佛教的主要禁忌

1. 饮食方面 佛教信徒食素食，忌“荤（肉食）”“腥（有异味的蔬菜）”食物。僧人不得饮酒、吸烟。

2. 行为举止方面 我国的佛教各流派多属于“北传佛教”。它的关键性讲究有二：其一，信徒应守“五戒”，即规定其信徒不杀生、不盗窃、不邪淫、不饮酒、不妄语；其二，饮食上忌食“五荤”，即禁止其信徒食用大蒜、小蒜、兴渠、慈葱、茖葱五种气味刺鼻的菜蔬。有些教派，还规定其僧尼应“过午不食”。

3. 参观寺院的禁忌 参观者应尊重寺院的规矩，勿随意进出，如有必要应请法师或职事人员带领；进入寺庙时，宜慢步轻声，不乱动、不乱讲、不乱录、不拍照。寺中一切物品，不可随意动用或带走，花草树木不得任意攀折；不能抽烟、喝酒；进入寺院时，须脱帽，保持服装整齐、大方，不能袒胸露背或穿着短裤。

第二节　涉外礼仪

一、涉外礼仪的概念及特点

（一）涉外礼仪的概念

涉外礼仪是指国家或个人在对外交往和涉外工作中，在维护国家及个人形象的前提下，向外宾表示尊敬与友好的标准化、正规化的礼仪行为。在涉外交往中，我们的行为应符合涉外礼仪规范，以维护国家、民族及所在单位的形象和声誉，同时能促进中外双方关系的融洽。

涉外礼仪的概念。

（二）涉外礼仪的特点

涉外礼仪实际上就是我们参与国际交往所要遵守的惯例，是约定俗成的做法。涉外礼仪有两大基本特征：一是规范性，二是对象性。

1. 涉外礼仪的规范性 规范就是标准。从国际交往的角度来看，中外礼仪是有一些差异的。譬如国际礼仪强调关心有度，而我国传统礼仪强调亲密无间。因此有必要熟知一些国际交往的基本礼仪知识，以利于在涉外交往中有得体的表现。按照我们的规范性说法，国际交往中不宜随便与对方探讨或者请教对方的问题有五个方面，我们称之涉外交往“五不问”：第一不问收入问题，第二不问年纪大小，第三不问婚姻家庭，第四不问健康状态，第五不问个人经历。

2. 涉外礼仪的对象性 对不同的人有不同的要求，内外有别，有些事自己家里人该问也可以问，但作为外人，不可过多地关心和过问。比如在国际交往中，每个人的健康被视为私人的资本，因为一个人的身体状况可能会影响到他人对和你合作的信心和可靠程度，因此哪怕是出于关心而提醒对方注意身体健康等言行都是不合适的。

二、世界各国的习俗礼仪及禁忌

随着各国沟通交流的不断拓展，护士涉外交往的机会也日趋增多，学习并了解涉外礼仪知识，遵守涉外礼仪规范显得尤为重要。护士要了解各国的风俗习惯、忌讳习俗等基本礼仪，尊重各方习俗，养成良好的文明行为习惯，提升涉外交往中的文明素养，弘扬中华民族优秀文化，加深各国人民之间的了解、信任与友谊。下面我们简单介绍一下美国、英国、澳大利亚和泰国的礼仪习俗。

（一）美国

美国即美利坚合众国。美国位于北美大陆，东临大西洋，西临太平洋，北接加拿大，南靠墨西哥湾，所属阿拉斯加州位于北美洲西半部，夏威夷州位于太平洋北部。在美国人口中，白人约占84.1%，黑人约占12.4%，此外，还有少量的土著居民以及亚洲人、南美人，目前在美国生活的华人大约有200万。美国的主要宗教是基督教和天主教，官方语言是英语。

1. 社交礼仪 美国人在待人接物方面具有下述四个主要的特点。

(1) 随和友善，容易接近：为人诚挚、乐观大方、天性浪漫、好交朋友是美国人的典型性格特征。人缘好，善于结交朋友，是美国人取胜的基本条件之一。

(2) 热情开朗，不拘小节：在日常生活中，美国人主张凡事讲究实效，不搞形式主义，反对矫揉造作。美国人的见面礼节最简洁明了，往往以点头、微笑为礼，或者只是向对方“嗨”上一声作罢。如果不是亲朋好友，美国人一般不会主动与对方亲吻、拥抱，尤其在商务往来中。

在称呼别人时，他们极少使用全称，更喜欢直呼其名，以示双方关系密切。而对于能反映其成就与地位的学衔、职称的称呼，如“博士”、“教授”、“法官”、“医生”等，他们更乐于接受。

(3) 城府不深，喜欢幽默：美国人的处世原则潇洒浪漫，享受生活，笑对人生，凡事都想尝试。跟美国人相处，如果一味地恪守“喜怒不形于色”的中国古训，就会让自己跟对方产生距离感。

(4) 自尊心强，好胜心重：美国人都有很强的好胜心，在人际交往中大都显得雄心勃勃，做起事来也会义无反顾。所以那些处处依赖父母的美国青年人，会被人们瞧不起。在美国，即使是父子、朋友之间，外出用餐时，往往也会各付各的账。在人际交往中，美国人是不赞成向别人借钱的。他们认为借钱应该找银行，向他人借钱就是索要。

2. 服饰礼仪 美国人平时的穿着打扮不太讲究，崇尚自然、偏爱宽松、体现个性是美国人穿着打扮的基本特征。跟美国人打交道时，应注意对方在穿着打扮上的下列讲究，免得让对方产生不良印象。美国人非常注意服装的整洁，重视着装的细节。在一般情况下，他们的衬衣、袜子、领带必须每天一换。勿穿肮脏、折皱、有异味的衣服。拜访他人时，进了门一定要脱下帽子和外套。女士不能在男士面前脱鞋子，或者撩动裙子的下摆，因为这样往往会给对方造成引诱之嫌。出入公共场

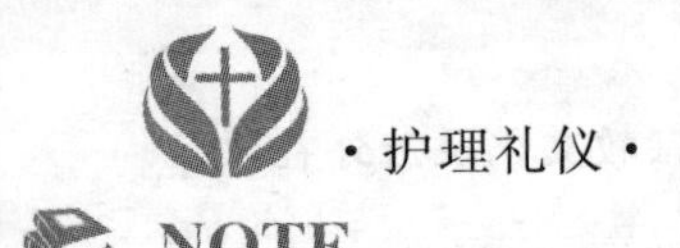

合时化艳妆，或是在大庭广众化妆、补妆，会被人视为缺乏教养。

3. 餐饮礼仪 美国人喜欢生、冷、淡的食物，不刻意讲究形式与排场，而强调营养搭配。在一般情况下，美国人以食用肉类为主，牛肉是他们最爱吃的食物，鸡肉、鱼肉、火鸡肉也很受他们欢迎。美国人饮食上忌食各种动物的五趾和内脏，不吃蒜，不吃过辣食品，不爱吃肥肉，不喜欢清蒸和红烩菜肴。同时，在用餐时应当表现得斯文一些，让别人觉得你有涵养。

4. 习俗禁忌 美国人大都比较喜欢运用手势或其他体态语来表示自己的情感。不过下列体态语却为美国人忌用：其一，盯视他人；其二，冲着别人伸舌头；其三，用食指指点交往对象；其四，食指横在喉头之前。因为这些体态语都具有侮辱他人之意。

跟美国人相处时，与之保持适当的距离是必要的。他们十分讲究“个人空间”，两人谈话时，不可太近。不得已与别人同坐一桌或紧挨别人坐时，最好打个招呼，问一声“我可以坐在这儿吗？”(May I sit here?)得到别人允许后再坐。与美国人交往时，一般与之保持 50～150 cm 的距离才是比较适当的。

在交谈中礼貌用语多多益善。美国人讲话嘴很甜，他们对好听的话从不吝啬，令听者心情舒畅。在美国“Please”、“Thank you”、“I'm sorry”、“Excuse me”之类的话随处可闻。但是要注意，美国人最忌讳他人打探其个人隐私。

（二）英国

英国人口中英格兰人占 80%以上，其余是苏格兰人、威尔士人和爱尔兰人等。居民绝大部分信奉基督教，也有少部分人信奉天主教。

1. 社交礼仪 英国讲究文明礼貌、注重修养，是典型的绅士之国。人们交往时常用“请”、“对不起”、“谢谢”等礼貌用语，即使家庭成员间也一样。见面时对尊长、上级和不熟悉的人用尊称，并在对方姓名前面加上职称、衔称或先生、女士、夫人、小姐等称呼，亲友和熟人之间常用昵称。英国人在与客人初次见面时的礼节是握手礼；女子一般施屈膝礼。英国男子戴帽子遇见朋友，有轻轻地把帽子揭起“点头为礼”的习惯。

2. 服饰礼仪 英国人衣着讲究，实用但绝不奢华，因此其穿衣模式受到各国人群的追捧。英国人的衣着向多样化、舒适化发展，比较流行的有便装夹克、牛仔服。忌讳用人像、大象、孔雀作服饰图案和商品装饰。他们认为大象是愚笨的，孔雀是淫鸟、祸鸟，连孔雀开屏也被认为是自我吹嘘和炫耀。

3. 餐饮礼仪 他们普遍喜爱喝茶，尤其妇女嗜茶成癖。“下午茶”几乎成为英国人的一种必不可少的生活习惯，即使遇上开会，有的也要暂时休会而饮“下午茶”。英国人一般不喝清茶，要在杯里倒上冷牛奶或鲜柠檬，加点糖，再倒茶制成奶茶或柠檬茶。如果给客人先倒茶后再倒牛奶会被认为缺乏教养。英国人在进餐时，一般都爱先喝啤酒，还喜欢喝威士忌等烈性酒。英国的“烤牛肉加约克郡布丁”被称为是国菜。英国人不愿意吃带黏汁的菜肴，忌用味精调味，也不吃狗肉。口味不喜欢太咸，爱甜、酸、微辣味，对烧、煮、蒸、烙、焗和烘烤等烹调方法制作的菜肴偏爱，喜欢中国的京菜、川菜、粤菜。

4. 习俗禁忌 在英国，称呼其为“英国人”是不礼貌的。英国人忌讳“13”这个数字，还忌讳“3”这个数字，忌讳用同一根火柴给第3个人点烟。和英国人坐着谈话忌讳两腿张开过宽，更不能跷起二郎腿。如果站着谈话不能把手插入衣袋。忌讳当着他们的面耳语和拍打肩背，忌讳有人用手捂着嘴看着他们笑，认为这是嘲笑人的举止。忌讳送人百合花，他们认为百合花意味着死亡。在英国日常生活还有三个禁忌：不能插队，不能问女士的年龄，不能还价。

（三）澳大利亚

1. 社交礼仪 澳大利亚的社交礼仪深受英国的影响。同时，美国的社交礼仪也对其产生了很大的影响，所以澳大利亚人在人际交往中呈现出第一个基本特点，即亦英亦美，以英为主。

在澳大利亚同时生活着许多民族，他们保留了本民族的传统礼仪与习俗，并且努力将其发扬光大。因此，澳大利亚的社交礼仪便形成了第二个基本特点，即兼容并包，多姿多彩。

澳大利亚人见面时所行的既有拥抱礼、亲吻礼，也有合十礼、鞠躬礼、握手礼、拱手礼、点头礼，可谓五光十色。土著居民在见面时所行的勾指礼，就极具特色，即相见的双方各自伸出手来，令双方的中指紧紧勾住，然后轻轻往自己身边一拉，以示相亲、相敬。

2. 服饰礼仪 澳大利亚人除了在极为正式的场合穿西装、套裙之外，平时一般穿着T恤、短裤，或者牛仔装、夹克衫。由于阳光强烈，他们在出门时，通常喜欢戴上一顶棒球帽来遮挡阳光。在澳大利亚的达尔文市，当地居民的穿着自成一体，他们在正式场合一定要穿衬衫、短裤和长袜。这种穿法，当地人叫做“达尔文装”。

澳大利亚的土著居民平时习惯于赤身裸体，至多在腰上扎上一块围布遮羞而已。但他们通常要佩戴额箍、鼻针、臂环、项圈等多种饰物，有时他们还会在身上扎上一些羽毛，并且涂上各种颜色。

有趣的是，由于澳大利亚地处南半球，季节正好与北半球相反，所以，澳大利亚人在同一个季节里的穿着可能恰恰与北半球的人相反。如在欢度圣诞节的时候，澳大利亚人要穿夏装。

3. 餐饮礼仪 澳大利亚人在饮食上以吃英式西菜为主，其口味清淡、不喜油腻。澳大利亚的食品素以丰盛和量大而著称，尤其对动物蛋白质的需要量更大。他们爱喝牛奶，喜食牛肉、猪肉等。他们喜喝啤酒，对咖啡很感兴趣。

在用餐时，澳大利亚人是使用刀、叉的。在有些地方，如在达尔文市，人们外出用餐时必须衣冠楚楚，否则将被禁止入内。平时，澳大利亚人还很爱外出野餐，并以烧烤为主。澳大利亚土著居民的食物品种甚多，制作方法往往也各具特色。在进食的时候，他们经常生食，并且习惯于用手抓食。

4. 习俗禁忌 在人际交往中，爱好娱乐的澳大利亚人往往有邀请友人一同外出游玩的习惯，他们认为这是密切双边关系的捷径之一。对此类邀请予以拒绝，会被他们理解成不给面子。

同澳大利亚人打交道，还有下列四点事项需要特别注意。第一，澳大利亚人不喜欢将本国与英国处处联系在一起。虽然不少人私下里会对自己与英国存在某种关系而津津乐道，但在正式场合，他们却反感于将两国混为一谈。第二，澳大利亚人不喜欢听“外国”或“外国人”这种称呼，他们认为这类称呼抹杀个性。第三，澳大利亚人对公共场合的噪声极其厌恶。第四，澳大利亚的基督教有“周日做礼拜”的习惯。

澳大利亚人认为，兔子是一种不吉利的动物，若遇到预示厄运将临。在数目方面，受基督教的影响，澳大利亚人对“13”与“星期五”极为反感。

（四）泰国

1. 社交礼仪 由于信仰佛教，泰国人在一般的交际应酬中不喜欢与人握手。他们最常用的见面礼节是带有浓厚佛门色彩的合十礼——立正站好，低头欠身，双手十指相互合拢，同时问候对方：“您好！”行合十礼时双手举得越高，表示对对方越尊重。值得注意的是晚辈要先向长辈行礼，身份、地位低的人要先向身份、地位高的人行礼。对方随后也应还之以合十礼，否则即为失礼，只有佛门弟子可以不受此限制。因深受佛教影响，泰国人颇有涵养，一贯讲究“温、良、恭、俭、让”，总是喜欢面含微笑，所以，泰国在国际上也称“微笑之国”。在他们看来，跟旁人打交道时面无表情、愁眉苦脸，或者高声喧哗、大喊大叫，都是失礼的。在交际场合，泰国人习惯以“小姐”、“先生”的称呼相称。有一点较为特殊的是，他们在称呼交往对象的姓名时，为了表示友善和亲近，不习惯于称呼其姓，而是惯于称呼其名。

2. 服饰礼仪 泰国的各个民族都有自己的传统服饰。在正式场合，泰国人都讲究穿着自己本民族的传统服饰，并且以此为荣。泰国人的服饰喜用鲜艳的颜色，且用不同的色彩表示不同的日期。因此，他们常按不同的日期，穿着不同色彩的服装。由于气候炎热，泰国人平时多穿衬衫、长裤与裙子。只有在商务交往中，他们才会穿深色的套装或套裙。但是，在公共场合，尤其是在参观王宫、佛寺时，禁止穿背心、短裤和超短裙。去泰国人家里做客，或是进入佛寺之前，务必要记住先在门口脱下鞋子。另外，在泰国人面前，不管是站是坐，都不要让鞋底露出来，尤其不要以其朝向对方，泰国人对此是深为忌讳的。

3. 餐饮礼仪 泰国人不喜喝热茶，喜欢在茶里加上冰块。在一般情况下，他们不喝开水，习惯直接饮用冷水。在喝果汁时，习惯加入少许盐末。在口味方面，泰国人不爱吃过咸或过甜的食物，也不吃红烧的菜肴，而喜吃辛辣、鲜嫩之物。在泰国民间，人们用餐时多习惯于围绕着低矮的圆桌跪膝而坐，以右手抓取食物享用。他们认为“左手不洁”，所以，绝对不能以左手取用食物。

4. 习俗禁忌 在泰国，睡莲是国花，桂树是国树，白象则是国兽。泰国宪法规定：国王神圣不可侵犯，任何人不得对其进行指责和控告。泰国人笃信佛教，在社会生活各方面，佛教都对泰国人有着重要的影响。与泰国人交往时千万不要非议佛教。妇女不能去接触僧侣。

泰国人在举止上禁忌较多。总的来说，他们有“重头轻脚”的讲究。所谓“重头”是说泰国人的头部，尤其是孩子的，一般绝对不准触摸。拿着东西从泰国人头上通过，被视为一种侮辱。在睡觉时，他们忌讳“头朝西，脚向东”，因为这是尸体停放的姿势。所谓“轻脚”是说泰国人认为脚除了走路外，别无所长。因此，他们不准用脚来指示方向，不准脚尖朝着别人，不准用脚踏门，或是踩门槛。跟泰国人接触时，千万不要动手拍打对方，或用左手接触对方。

各国都有各自的风俗礼仪、宗教习惯。在对外交往中，遵守热情友善、平等交往、了解禁忌、尊重习俗的基本原则，用一颗热忱的心与别人相处，可以有效增进护患关系，对我们的日常护理工作起到积极的作用。

三、涉外礼仪的原则及规范

涉外礼仪的基本原则：①维护形象、不卑不亢；②热情有度、不必过谦；③求同存异、尊重礼俗；④以右为尊、女士优先；⑤守时守约、慎言慎行。

改革开放以来，随着世界各国交往的日益频繁，政治、经济、文化、教育等各方面的深入交流，对我国医护人员提出了更高的标准与要求。医护人员只有掌握了涉外活动中的礼仪常识，遵守涉外行为准则，才能使我们的医护人员在涉外过程中更好地提供治疗和护理。因此，任何单位和个人在涉外交往中都应遵循以下基本原则。

1. 维护形象、不卑不亢 在涉外交往过程中，个人形象不仅体现着个人的教养和品德，也代表了个人所属的单位及国家形象。所以每个人都必须保持自身良好形象，维护单位及国家尊严，同时也体现了对交往对象的尊重。

在涉外交往中，“事事无小事，事事是大事”，每个中国人在外国人面前言行应当从容得体、落落大方、不卑不亢。对任何交往对象都要一视同仁，给予同等的尊重和友好，以体现我国作为礼仪之邦的风范。

2. 热情有度、不必过谦 热情有度是指医务工作者在同外国人沟通交流时，要把握热情友好的具体分寸，要把握好一定的“度”。做到举止行为有度，切记不可过分关心、批评，给予双方适宜的空间。

中西方文化不同，对待恭维称赞所持的态度和反应也不相同。西方人多采用直接爽快接受的方式，很少加以否定，以免令对方下不了台。而中国人则讲究含蓄委婉。不必过谦是指在国际交往中既不应该自吹自擂，一味地抬高自己，但也不必自我贬低，过度地谦虚。如遇赞美，应当大方得体地说一声“谢谢”。如需自我介绍时，应该自我肯定，否则有时会导致错失良机。

3. 求同存异、尊重礼俗 求同就是要遵守礼仪的国际惯例，即遵守礼仪的“共性”；存异即对他国的礼俗不可一概否定，忽略礼仪的“个性”，因而在涉外交往的时候，要了解和尊重交往对象所在国的礼仪与习俗。比如中国传统文化中，菊花被视为脱俗高洁之物，而在一些欧美国家，菊花是公认的“妖花”。绿色是阿拉伯人的吉祥色，甚至伊斯兰各国的国旗都普遍以绿色为基本色，但在日本绿色却是不吉或代表凶兆的颜色。这种情况下我们要注意区别，承认个性的基础上做到求同存异。

尊重礼俗是指在涉外交往中，既要遵守国际通行的礼仪惯例，又要尊重对方所独有的风俗习惯、宗教习俗，以增进双方理解和沟通，这样做有助于更好地、恰如其分地向外国友人表达我方的亲善友好之意。

4. 以右为尊、女士优先 在正式的国际交往中，依照国际惯例，将多人进行并排排列时，最基本的规则是右高左低，即以右为上，以左为下；以右为尊，以左为卑。

在涉外交往中，如开会、就餐、乘车等情况下，医务人员一定要特别注意“内外有别”，坚持“以右为尊”的国际通则，以表示出对外宾的尊重。

“女士优先”是国际社会公认的一条重要的礼仪原则，它主要适用于成年的异性进行社交活动之时，被认为是男子具有高雅风度的表现。女士优先的含意是在一切社交场合，每一名成年男子都有义务主动自觉地以自己的实际行动去尊重、照顾、关心和保护妇女，并且还要想方设法、尽心竭力地去为妇女排忧解难。如果因为男士的不慎，而使妇女陷于尴尬、困难的处境，便意味着男士的失职。同时还要求男士们对于所有的妇女无论种族、老幼都要一视同仁。强调女士优先不是因为女性是弱者，值得同情和怜悯，而是因为西方人认为妇女是人类的母亲，对妇女处处给予优待是对母亲的尊重和感恩。

5. 守时守约、慎言慎行 现代社会人们普遍认为，信誉代表个人形象，信誉就是信守承诺。守时守信在国际交往中非常重要，它会影响个人、组织、民族乃至国家的形象，因而在实际交往中做到讲究信誉，遵守承诺，“言必行，行必果”是对交往对象的尊重，也是对自己最大的尊重。“守时”重在准时，既不早也不晚。比如做客，过早到达会使主人因未充分准备而难堪，迟到又会让主人因过久等待浪费时间，使自己显得失礼。“守约”重在实行，“言必行，行必果”即一旦约定就不宜随意变动或取消。只有这样才能赢得交往对象的好感与信任。

慎言慎行重在自我约束。国际礼仪强调以人为本，要求尊重个人隐私，维护人格尊严，并以此作为一个人在社交活动中有无教养的标志。在许多国家，隐私权是受到法律保护的。对于西方人来讲，凡是涉及收入、年龄、个人经历、婚姻状况、家庭住址、联系方式、健康状况、宗教信仰等都属于个人隐私范畴，其他人无权查问和干涉。护士在与外宾患者交流时要自觉地、有意识地回避以上问题。当由于工作需要，必须获得隐私资料时，需做好解释工作，并严格保密。

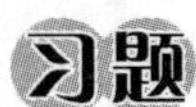

一、简答题

1. 世界上三大宗教的基本礼仪习俗有哪些内容？

2. 涉外交往的原则有哪些？

3. 请列举世界上3～5个国家的礼仪习俗。

二、单项选择题

1. 基督教中，教徒向祖父告明对上帝所犯的罪过，并表示忏悔，神父指定应如何做礼赎而为自己赦罪，这一礼仪叫（　　）。

A. 洗礼　　B. 坚振　　C. 告解　　D. 神品

2. 在与交往不深的外国人谈话中，比较恰当的话题是（　　）。

A. 休闲娱乐　　B. 恋爱状况　　C. 收入情况　　D. 个人经历

三、多项选择题

1. 佛教的“三宝”是指（　　）。

A. 佛　B. 律　C. 法　D. 僧

2. 世界三大宗教是(　　)。

A. 佛教　B. 基督教　C. 伊斯兰教　D. 道教

四、案例分析

泰国某机构为泰国一项庞大的建筑工程向美国公司招标。经过筛选,最后剩下4家候选公司。泰国派遣代表团亲自到美国各家公司商谈。第一站是位于芝加哥的一家公司,到达芝加哥时,那家工程公司由于忙乱中出了差错,又没仔细复核飞机到达时间,未去机场迎接泰国客人。但是泰国代表尽管初来乍到不熟悉芝加哥,还是自己找到了芝加哥商业中心的一家旅馆。他们打电话给那位急促不安的美国经理,在听了他们的道歉后,泰国人同意在第二天十一点在经理办公室会面。第二天美国经理按时到达办公室等候,直到下午三四点钟才接到客人的电话说:"我们一直在旅馆等候,始终没有人前来接我们。我们对这样的接待实在不习惯。我们已订了下午的飞机赴下一个目的地。再见吧!"

请问:

1. 美国芝加哥工程公司为什么在机场没接到泰国代表团?

2. 泰国代表团为什么没见着芝加哥工程公司的经理就赴下一个目的地?

(文　华)

附录A 我国少数民族礼仪

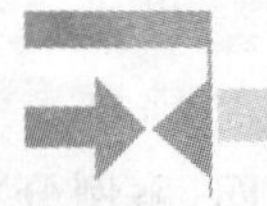

我国主要少数民族在长期的历史发展过程中，在饮食、起居、节庆、婚姻、礼仪、禁忌等方面形成了各具本民族特点的习惯。接待好各民族客人和港澳台地区的同胞，对加强民族团结、促进祖国统一，具有十分重要的意义。因此，在护理实践工作中，应贯彻党的民族政策，尊重他们的宗教信仰、习俗和各种禁忌。

一、蒙古族

（一）蒙古族简介

蒙古族主要居住在内蒙古自治区，其余分布在辽宁、吉林、黑龙江、甘肃、青海、新疆等地。人口约480万。使用蒙古语，蒙古语属阿尔泰语系蒙古语族，分内蒙古、卫拉特、巴尔虎布里亚特3种方言。蒙古族人多信仰喇嘛教。蒙古族长期以来主要从事畜牧业，也从事半农半牧业和农业。内蒙古自治区于1947年成立。

（二）蒙古族礼俗

1. 传统节日 蒙古族以春节为上节。节日前，家家户户要打扫房屋，贴门联、年画，缝制新衣，买糖，打酒，制作各种奶食，许多人家还杀牛宰羊。大年三十，居住在草原上的牧民，全家围坐一起吃“手抓肉”。晚上“守岁”时，全家老小围坐短桌旁，桌上摆满香喷喷的肉、奶食品及糖果、美酒。饭后有各种娱乐活动。有的去亲友家拜年做客，互赠哈达、礼品。麦德尔节又称麦德尔经会，是蒙古族人民的宗教节日，大都于农历正月或六月举行。麦德尔是佛教菩萨的名称。麦德尔经会是蒙古族地区喇嘛庙中的重要宗教活动。每逢节日，喇嘛们除在麦德尔像前焚香燃灯、诵经祈祷外，还要举行盛大的跳神活动。届时，各地农牧民扶老携幼，从四面八方纷纷赶来赴会。

2. 礼貌礼节 蒙古民族很讲究礼貌。他们热情好客，有客人到来总是出帐篷迎接。客人进帐，全家老少围着客人坐定，用“艾拉克”(酸马奶)招待客人。客人必须一饮而尽，以表示对主人的尊重。之后主人还会请客人品尝香甜的黄油、奶皮及独具草原风味的“手扒羊肉”。蒙古尚白，白色代表纯洁、吉祥，具有丰富、平安之意。所以，用察罕(白)为人名的很多，如察罕不哈、察罕巴拜等。蒙古族人也喜用“结实”来命名，如巴图、拔都等。

3. 饮食习惯 蒙古族饮食具有丰富的民族特色。茶食是必不可少的饮品，在夏、秋两季，很多人习惯多饮茶、少吃饭。茶食分为淡茶、奶茶、酥油茶和油茶。炒米，也叫蒙古米，是蒙古族的主要食品之一，是用糜子米经蒸、炒、碾等工序加工而成。蒙古族的奶食分食品和饮料。食品主要有白油、黄油、奶皮子、奶豆腐、奶酪、奶果子等。饮料除奶茶外，还有酸奶和奶酒。羊肉是蒙古族最普通、最爱吃的食品。最负盛名的有手扒羊肉、全羊大席等。除羊肉外，牛肉、鹿肉、兔肉、野羊肉等也很受喜爱。蒙古族同胞热情而好客，尤其是接待远道而来的尊贵客人时，都要以全羊大席或八珍肴宴请。

（三）主要禁忌

蒙古族忌讳坐在蒙古包的西北角。忌骑着快马到别人家门口，认为是报丧或带来其他不吉利的消息，所以一般应慢步绕到毡房后面下马。忌手持马鞭进入毡房，认为这是前来挑衅，所以鞭子应放在门外。进门从左边进，入包后在主人的陪同下坐在右边，离包时也要走原来的路线。蒙古族喜爱犬，认为它是忠诚、信义的象征。客人来，狗叫叫，但客人不能打狗，否则会遭到主人冷眼相待。蒙古族人，特别是牧区的蒙民，一般不食鱼类、鸡鸭、虾蟹和动物的内脏等，他们认为水族、鸟类的内脏和血液不洁净，会招致灾难和病患。蒙古族人忌讳别人当面赞美他们的孩子和牲畜，认为这会给孩子和牲畜带来不幸；忌讳用手或棍棒指着清点人数，因为这意味着清点牲畜。

二、维吾尔族

（一）维吾尔族简介

维吾尔族是新疆的主体民族，遍布全疆，大部分居住在天山以南的喀什、和田、阿克苏等地州，天山以北的伊犁地区和其他各地州也都分布有维吾尔族人。维吾尔族人口约720万。维吾尔族群众信仰伊斯兰教，伊斯兰教对维吾尔族人民的思想意识和生活方式影响很大。

（二）维吾尔族礼俗

1. 传统节日 维吾尔族的传统节日与回族相似。主要有肉孜节（开斋节）、古尔邦节、诺鲁孜节等。其中一年一度的古尔邦节最为隆重。

2. 礼貌礼节 维吾尔族待人接物很讲礼貌.在路上遇到尊长和朋友时，习惯于把右手掌放在左胸上，然后把身体向前倾30°，并连说："牙克西姆斯孜（您好）！"当行路人无处进餐和住宿时，只要说明来意，主人虽不相识，也会殷勤招待；路上让长者走在前面，谈话让长者先谈，入座时让长者坐在上座，吃饭先端给长者；小辈在长者面前不喝酒、吸烟，老人无论到哪里去做客，他骑的马不论是卸鞍子，还是饮马、喂马，都由年轻人去做，走时，年轻人给老人备鞍，扶老人上马；家里来了客人，全家都出来欢迎，然后女主人以十分真诚的态度用盘子端来茶水；老人吃饭时或到别人家里去，常常双手摸脸做"都瓦"（祝福仪式），有时互相见面握手后也做"都瓦"。

3. 饮食习惯 维吾尔族的饮食保留着许多游牧民族的特色，最喜爱的主食是抓饭，其次是拉面、包子。维吾尔族农民日常的食品有馕（烤饼）、面条、抓饭、茶、奶等。待客、节日和喜庆的日子，一般都吃抓饭。瓜果是维吾尔族人民的生活必需品。维吾尔族喜爱的饮料为各种奶类和奶茶或清茶，茶主要是茯茶，也有喝砖茶

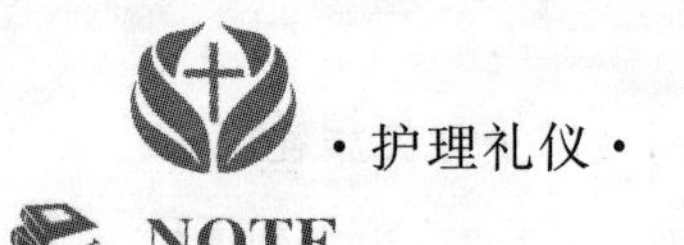

NOTE

的。条件稍好的多喝奶茶，即在茶水中加入牛、羊奶煮成。维吾尔族人多爱喝葡萄酒，且酒量都很大。

（三）主要禁忌

维吾尔族人吃饭或与人交谈时，忌擤鼻涕、打哈欠、吐痰，饭毕由长者领做“都瓦”时，忌东张西望或站起；禁食猪肉、驴肉、狗肉、骡肉、骆驼肉和自死的畜肉及一切动物的血，在南疆还禁食马肉、鸽子肉；衣着忌短小，上衣一般要过膝，裤腿达脚面，忌户外着短裤；屋内就座，切忌坐床，忌双腿伸直，脚底朝人；接受物品或请茶，忌用单手；未经主人同意不得擅自动用主人家的物品；到别人家去，一定要让年长的人先进门。青壮年妇女一人在家时忌外人进去；新婚夫妇的洞房忌随便闯入；见到门上挂有红布条，表示妇女分娩或小孩出疹子，忌外人入内；不要和妇女开玩笑；在公共场合忌光着上身，更不能穿着背心、裤衩到别人家里去；忌背后议论别人的短处。

三、藏族

（一）藏族简介

藏族历史悠久，人口超过 480 万，主要聚居西藏自治区，其余分布于青海省的玉树、海南、黄南、海北、果洛藏族自治州与海西蒙古族藏族自治州，甘肃省的甘南藏族自治州和天祝藏族自治县，四川省的甘孜、阿坝藏族自治州及木里藏族自治县，云南省的迪庆藏族自治州等。藏族语言属汉藏语系藏缅语族藏语支，有卫藏、康、安多三个方言，卫藏和康方言有声调，安多没有声调。藏文属拼音文字，公元 7 世纪前期参照梵文创制而成。藏族普遍信奉喇嘛教。喇嘛教即藏传佛教，是公元 10 世纪左右在佛教教义的基础上，糅入了本教的某些形式而形成的一个新的佛教宗派。藏族主要从事农业和畜牧业。1965 年 9 月 9 日，西藏自治区建立。

（二）藏族礼俗

1. 传统节日 藏族的传统节日主要有藏历年、酥油花灯节、雪顿节、旺果节等。藏历年是藏族人民最隆重、最盛大的传统节日。拉萨把藏历 1 月 1 日作为新年，也有的地方以 12 月 1 日、11 月 1 日为新年。从藏历 12 月起人们便着手准备供过年吃、穿、玩、用的东西。除夕之夜，全家围坐欢聚，共吃糌粑。

2. 礼貌礼节 藏族向来有热情好客的风尚，客人越多越荣耀。藏族人彼此见面时，习惯伸出双手，掌心向上，弯腰躬身施礼。藏族人伸舌头是一种谦逊和尊重对方的行为，而不是对他人不敬。双手合十表示对客人的祝福。献哈达是藏民族最普遍也是最隆重的一种礼节，是对对方表示纯洁、诚心与尊敬。哈达是一种丝织品，白色居多，释为仙女身上的飘带，以其洁白无瑕象征至高无上。

3. 饮食习惯 大部分藏族是日食三餐，但在农忙或劳动强度较大时有日食四餐、五餐、六餐的习惯。绝大部分藏族以糌粑为主食，即把青稞炒熟磨成细粉。特别是在牧区，除糌粑外，很少食用其他粮食制品。食用糌粑时，要拌上浓茶或奶茶、酥油、奶渣、糖等一起食用；糌粑既便于储藏又便于携带，食用时也很方便。在藏族地区，随时可见身上带有羊皮糌粑口袋的人，饿了随时皆可食用。吃肉时不用筷子，而是将大块肉盛入盘中，用刀子割食。牛、羊血则加碎牛羊肉灌入牛、羊的小肠中制成血肠。肉类的储存多用风干法。一般在入冬后宰杀的牛、羊肉一时食用不了，多切成条块，挂在通风之处，使其风干。冬季制作风干肉既可防腐，又可使肉中的血水冻附，能保持风干肉的新鲜色味。藏族同胞都喜欢喝青稞酒、酥油茶、吃糌粑，这是独具特色的藏族传统食品和饮料。茶和酒在藏族人民的生活中占据很重要的地位，是藏民一年四季，早、中、晚都离不开的饮料。青稞酒是用青稞酿成的一种度数很低的酒，它是喜庆节日、假期的必备饮料。此外，蕨麻米饭、虫草炖雪鸡、蘑菇炖羊肉被誉为甘南藏区的"草原三珍"。

（三）主要禁忌

藏族是一个古老而热情的民族，在漫长的历史中，也形成了自己的生活习惯和生活中的禁忌。接待客人时，无论是行走还是言谈，总是让客人或长者为先，并使用敬语。迎送客人，要躬腰屈膝，面带笑容。室内就座，要盘腿端坐，不能双腿伸直，脚底朝人，不能东张西望。接受礼品，要双手去接。赠送礼品，要躬腰双手高举过头。敬茶、酒、烟时，要双手奉上，手指不能放进碗口。藏族最大的禁忌是杀生，受戒的佛教徒在这方面更是严格。虽吃牛、羊肉，但他们不亲手宰杀。藏族人绝对禁吃驴肉、马肉和狗肉，有些地区也不吃鱼肉。行路遇到寺院、玛尼堆、佛塔等宗教设施必须从左往右绕行，信仰本教的则从右边绕行。不得跨越法器、火盆。经筒、经轮不得逆转。忌讳别人用手触摸头顶。进寺庙时，忌讳吸烟、摸佛像、翻经书、敲钟鼓。对于喇嘛随身佩戴的护身符、念珠等宗教器物，更不得动手抚摸；在寺庙内要肃静，就座时身子要端正，切忌坐活佛的座位；忌在寺院附近大声喧哗、打猎和随便杀生。忌用单手接递物品。藏族人一般不吃鱼虾、鸡肉和鸡蛋，不要勉强劝食。

附录B 港澳地区礼仪的原则和规范

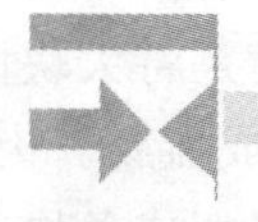

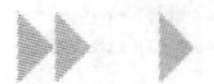

一、我国香港地区

(一) 香港简介

香港是中国领土的一部分,旧属广东省新安县(今深圳市)。我国从 1997 年 7 月 1 日开始对香港恢复行使主权,并于当日成立香港特别行政区。香港面积 1067 平方公里,包括香港岛和九龙半岛两部分。全港下设 18 个行政区。人口 558.8 万(1988 年),中国人占 98%。信仰佛教、天主教、基督教。货币为港元。官方语言是粤语(广东方言)和英语。

(二) 香港习俗

1. 传统节日 香港有不同国籍的人,他们分别来工作、经商、旅游和定居。香港人会庆祝不同的节日,西方的节日有圣诞节、复活节、万圣节、父亲节和母亲节等。在圣诞节香港人会送圣诞卡、圣诞礼物。在复活节,他们会吃复活蛋等。在近几年香港人还喜欢在万圣节扮鬼热闹一番。中方的节日有春节、清明节、端午节、中秋节、重阳节等。在香港,几乎所有的中国传统节日都完好地传承下来。很多旅客也都希望在中国传统节庆的日子来香港旅游。中秋、清明、重阳等传统节日在香港均为法定假日。

2. 礼貌礼节 香港人在社交场合与客人相见时,一般是以握手为礼。亲朋好友相见时,也有用拥抱礼和贴面颊式的亲吻礼的。他们向客人表达谢意时,往往用叩指礼(即把手指弯曲,以几个指尖在桌面上轻轻叩打,以表示感谢)。“3”字在香港很吃香,原因是香港人读“3”与“升”是谐音,“升”意味着“高升”。“8”和“6”在香港也很时髦,在粤语中“8”是“发”的谐音,“发”意味着“发财”;“6”与“禄”同音,也有“六六顺”之意。香港人过节时,常相互祝愿“恭喜发财”。感谢主人所送礼物时说 DOR-jay(谐音,“多谢”),感谢别人为你服务时说 Ng-GOI(“唔该”,意为“麻烦您了”)。

3. 饮食习惯 香港人对西餐、中餐均能适应,但对中餐格外偏爱。他们对各自的家乡风味更加厚爱,若到内地旅游,也愿品尝当地的名贵佳肴。他们绝大多数人都使用筷子,个别人也使用刀叉吃饭。香港人在饮食嗜好上注重讲究菜肴鲜、嫩、爽、滑,注重菜肴营养成分。一般口味喜清淡,偏爱甜味。主食以米为主,也喜欢吃面食。中餐对国内各种风味菜肴均不陌生,最喜爱粤菜、闽菜。菜谱很欣赏什锦拼盘、冬瓜盅、脆皮鸡、烤乳猪、蚝油牛肉、龙虎斗、五彩瓤猪肚、鼎湖上素、佛跳墙、雪花鸡、淡糟炒鲜竹、橘汁加吉鱼等风味菜肴。水酒喜欢鸡尾酒、啤酒、果酒等,饮料爱喝矿泉水、可乐、咖啡等，也喜欢乌龙茶、龙井茶等。

4. 主要禁忌 香港人忌讳别人打听自己的家庭地址，因为他们不欢迎别人去他家里做客，一般都乐于到茶楼或公共场所。如应邀去赴宴时可带水果、糖果或糕点作为礼物并用双手递送给女主人。不要送钟，它是死亡的象征，也不要送剪刀或其他锐利的物品，它们象征断绝关系。不要比主人先开始饮酒进食。他们忌讳询问个人的工资收入、年龄状况等情况，认为个人的私事不需要他人过问。他们对"节日快乐"之语很不愿意接受。因为"快乐"与"快落"谐音，是很不吉利的。他们忌讳"4"字。因为"4"与"死"谐音，故一般不说不吉利的"4"。送礼等也避开"4"这个数，非说不可的情况下，常用"两双"或"两个2"来代替。在香港，酒家的伙计最忌讳首名顾客用餐选炒饭，因为"炒"在香港话中是"解雇"的意思。开炉闻"炒"声，被认为不吉利。

二、我国澳门地区

（一）澳门简介

澳门特别行政区是中国领土的一部分，位于中国大陆东南沿海，地处珠江三角洲的西岸，毗邻广东省，与香港相距60公里，距离广州145公里。澳门人口有48.6万人(2001年统计)，其中常住人口为44.4万人。澳门人口密度为世界之最。其中96%以上为华人，其余为葡萄牙人和其他国籍的人士。澳门包括澳门半岛、凼仔和路环两个离岛。澳门曾经是宗教文化中心，既有儒、释、道等古老的中国宗教，也有后传入的天主教、基督教、伊斯兰教等宗教，宗教文化的多元化在澳门也得到了充分表现，天主教、基督教、佛教、道教、马祖在这里都有保留。

（二）澳门礼俗

1. 传统节日 澳门特殊的历史使中西文化得以并存。每逢传统的节日，无论是中国的还是西方的，必定要举行有关的庆祝活动。澳门的华人对于中国传统的民间节日，如农历春节、清明节、端午节、中秋节等，都会隆重庆祝。尤其是农历春节，是中国人最盛大的节日，农历春节是新年的开始，也是隆冬过后万物欣欣向荣的开始，凡有华人聚居的地方都举行庆祝活动。每逢一些与宗教、习俗有关的节日，如"娘妈诞"、"醉龙醒狮大会"、"圣体耶稣大出游"等，也必举行庆祝活动。如在露天搭起临时戏台，上演粤剧；教堂内举行宗教弥撒及圣像出游，形式多样，充分表现出澳门作为中西文化的桥梁作用。

2. 礼貌礼节 澳门地区人以爽快诚挚、开朗热情而著称。他们在社交活动中，说话干脆，喜欢直言，不愿意拐弯抹角，吞吞吐吐地绕圈子；善于结交朋友，喜欢相聚畅叙抒怀。平时，他们迎宾待客总乐于一道上市场的茶肆或酒楼。澳门邻近广东，居澳的广东人占绝大多数。因此，广东人的生活习惯和风俗礼仪在澳门的影响最为深远。随着历史的变革和中西文化的交流，澳门居民的传统习俗也在发生变化。

3. 饮食习惯 澳门中西文化交汇的传统亦在饮食文化中反映出来。在澳门，

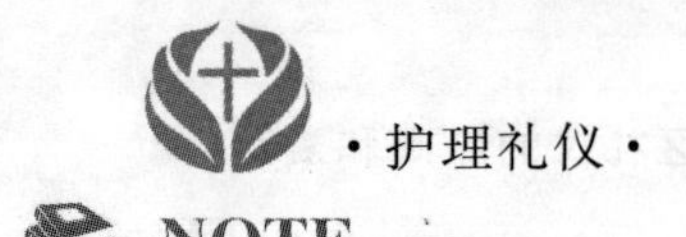

NOTE

除了可以品尝各种中西美食外，近年逐渐被香港和海外的食家所认识的澳门土生菜式，更是经过几百年的演变，汇聚了葡萄牙、非洲、东南亚和中国烹调特色于一身，而成为独一无二的澳门美食。出于传统习惯和节省时间的考虑，澳门人早餐和午餐常用"饮茶"来代替。

4. 主要禁忌 澳门人，尤其是上了年纪的老一辈人忌说不吉利的话，喜欢讨口彩。由于长期受西方的影响，外国人的一些禁忌他们也同样忌讳，如忌"13"、"星期五"等等。澳门人忌讳有人打听他们的年龄及婚姻状况，不欢迎别人询问他们的家庭地址，忌讳别人打听他们的经济收入情况。

（文　华）

部分习题答案

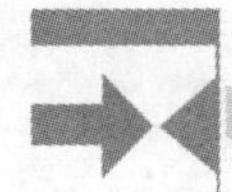

第　一　章

二、1. 礼仪的分类：政务礼仪、商务礼仪、服务礼仪、社交礼仪、涉外礼仪。

2. 礼仪的作用：礼仪是个人美好形象的标志、礼仪是人际关系和谐的基础、礼仪是社会文明进步的载体。

3. 护理礼仪的特征：规范性、综合性、强制性、适应性、可行性、差异性。

4. 护理礼仪的作用：有助于协调医护关系、有助于建立和谐护患关系、有助于塑造护士职业形象、有助于提高护理质量。

第　二　章

二、1. A　2. B　3. A

第　三　章

二、1. B　2. A

三、1. ABCD　2. ABCD

第　四　章

一、1. B　2. A　3. C　4. B　5. A　6. A

第　五　章

二、1. D　2. D

三、1. ABCDE　2. ABCDE

第　六　章

二、1. B　2. B　3. D　4. B　5. C

三、1. ABCDE　2. ACD　3. CE　4. ABCDE

第　七　章

一、1. 护士在护理工作中的基本礼仪要求有：端治疗盘礼仪、持病历夹礼仪、推治疗车礼仪、见面行礼礼仪。

二、1. C　2. B

三、1. ABCDE

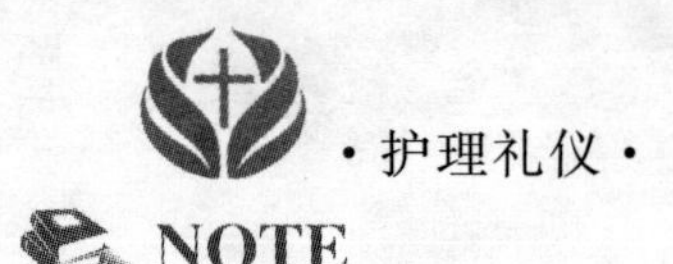

第 八 章

二1. B　2. C　3. C　4. A　5. B

第 十 章

二、1. C　2. A

三、1. ACD　2. ABC

参考文献

[1] 刘宇.护理礼仪[M].北京:人民卫生出版社,2006.

[2] 位汶军.护理礼仪与形体训练[M].北京:中国医药科技出版社,2009.

[3] 金正昆.社交礼仪教程[M].北京:中国人民大学出版社,2007.

[4] 刘桂瑛.护理礼仪[M].北京:人民卫生出版社,2006.

[5] 王燕.护理礼仪与人际沟通[M].北京:人民军医出版社,2011.

[6] 麻友平.人际沟通与交流[M].北京:清华大学出版社,2009.

[7] 尹梅.医学沟通学[M].北京:人民卫生出版社,2011.

[8] 托尼娅·瑞曼.身体语言的力量[M].洪友,译.天津:天津社会科学院出版社,2008.

[9] 冯卫红,曲海英.护士礼仪与形体训练[M].北京:科学出版社,2008.

[10] 方海云,成守珍.护士形象与礼仪规范[M].北京:人民军医出版社,2010.

[11] 黄建萍.现代护士礼仪[M].北京:人民军医出版社,2010.

[12] 邹清.付元秀.护理礼仪[M].西安:第四军医大学出版社,2013.

[13] 金正昆.涉外护理[M].北京:中国人民大学出版社,2007.

[14] 田晓娜.宗教礼仪[M].西宁:青海人民出版社,2002.

[15] 梁伟江.护理礼仪[M].北京:人民卫生出版社,2009.

[16] 李晓雯.礼仪与沟通[M].北京:人民军医出版社,2006.

[17] 黄建萍.现代护士礼仪[M].北京:人民军医出版社,2006.

[18] 高燕.护理礼仪与人际沟通[M].北京:高等教育出版社,2008.

[19] 秦东华.护理礼仪与人际沟通[M].北京:人民卫生出版社,2014.

[20] 李辉,秦东华.护理礼仪[M].北京:高等教育出版社,2012.

[21] 毛春燕.护理礼仪与人际沟通[M].北京:中国中医药出版社,2013.

[22] 李晓玲.护理礼仪与人际沟通[M].北京:高等教育出版社,2010.

[23] 雷荣丹.护理礼仪与人际沟通[M].北京:中国医药出版社,2011.

[24] 沈小平.护理礼仪与人际沟通[M].上海:复旦大学出版社,2014.

[25] 王凤英.护理礼仪与人际沟通[M].北京:北京大学医学出版社,2013.

参考文献